Heinrich Zeeden

Mit Lebensweisheit zu einer besseren Lebensqualität

Kontaktadresse
gemäß General Product Safety Regulation (GPSR)

ctv - carsten tomkewicz verlag
Henriette-Hirschfeld-Str. 11
23562 Lübeck, Deutschland
Telefon: 0451-7062772

E-Mail: info@ctv-verlag.de
Internet: www.ctv-verlag.de
Ansprechpartner: Carsten Tomkewicz

Auflagennummer: lebensqualität-2025-09

Warnhinweise/Sicherheitsinformationen
entfallen gem. Artikel 9 Absatz 7 Satz 2

Heinrich Zeeden

Mit Lebensweisheit zu einer besseren Lebensqualität

Die Suche nach der Mitte

Alle im Buch enthaltenen Angaben und Ergebnisse wurden vom Autor nach bestem Wissen erstellt. Sie erfolgen ohne jegliche Verpflichtung oder Garantie des Verlages. Er übernimmt daher keine Verantwortung und Haftung für etwa vorhandene Unrichtigkeiten.

Bei Anwendung der angegebenen Therapievorschläge übernimmt der Autor keine Verantwortung. Bei medizinischen Problemen sollte vor einer Therapie immer erst ein Arzt aufgesucht werden.

Poelring 26, 23560 Lübeck

Bildnachweis: Portraitfoto, Dr. Heinrich Zeeden
Coverabbildung Adobe Stock von mandritoiu

Bibliografische Information der Deutschen Nationalbibliothek:
Die Deutsche Nationalbibliothek verzeichnet diese Publikation in der Deutschen Nationalbibliografie; detaillierte bibliografische Daten sind im Internet über dnb.dnb.de abrufbar.

ISBN 978-3-933036-35-3

Gesamtherstellung: ctv-verlag.de
www.ctv-verlag.de/buecher/buecher-von-heinrich-zeeden

Für Christel Kretzer,
Matthias Hellmich
und
für die Initiatoren im eigentlichen Sinne:
meine Interviewpartner
Doris und Mathias Berner

Inhaltsverzeichnis

Kapitel 19

Kapitel 20

Das Auge des Orkans

Chaos um uns herum, wirbelnde Blätter,
Aufgewühlt von einem wilden, windigen Wetter
Das Oberste wird zum Untersten umgekrempelt,
Ein heftiger Regenguss mit kraftvollen Böen das Land bestempelt.

Und in der Mitte das ruhende Auge, still und unbeteiligt, sieht
Wie die entfesselten Elemente rasen, die Zentrifugalkraft zieht.
Die Unordnung scheint heftig ausgebrochen zu sein,
Das Auge betrachtet alles, als säße es in einem stillen Hain.

Umstürze scheinen alle übereinander zu stolpern,
Sogar glatte Konturen beginnen zu holpern,
Das Auge scheint die Kunst des Lebens zu beherrschen,
es bleibt unbewegt,
Während umher der Sturm mit Aufräumarbeiten umeinander fegt.

Heinrich Zeeden, 11.01.2024

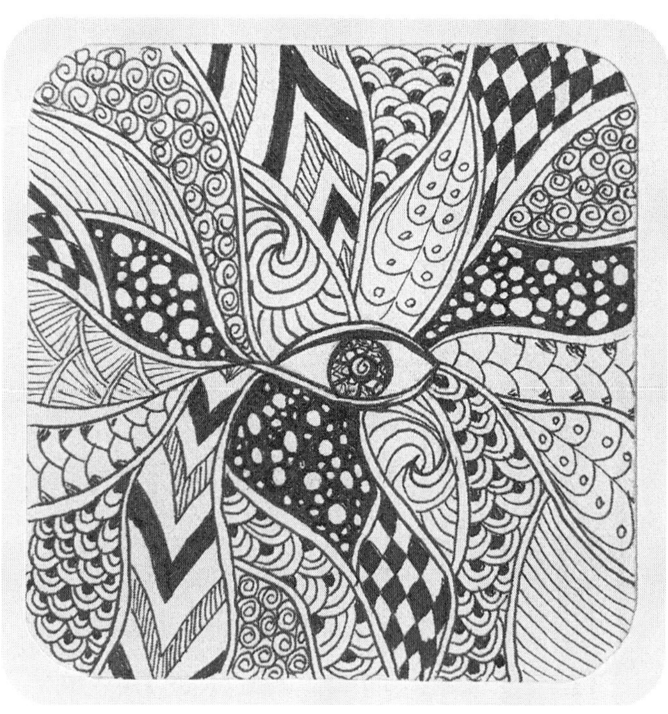

Einfach auf Rechnung bestellen. Per E-Mail an: info@ctv-verlag.de

Heinrich Zeeden

Anekdoten

im Spannungsfeld von Homöopathie und Lebensweisheit

ctv

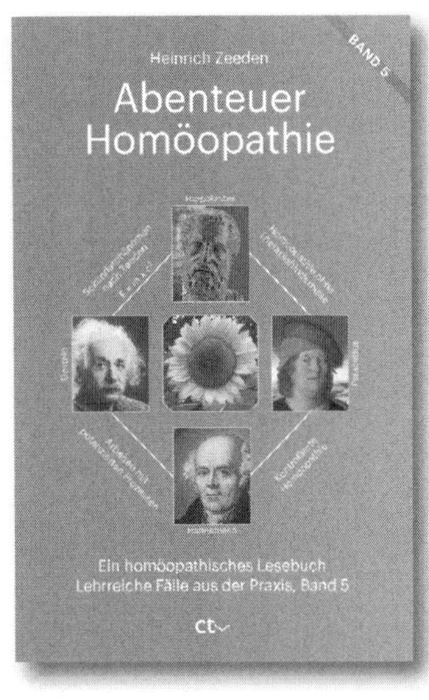

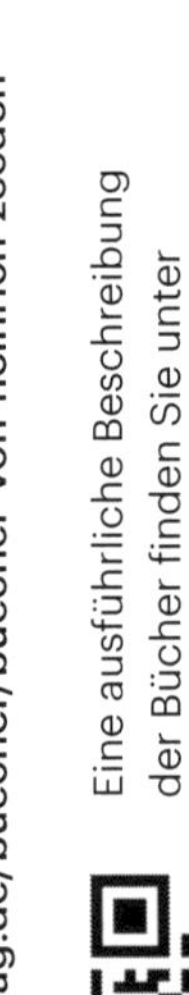

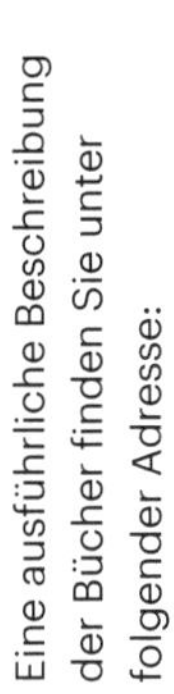

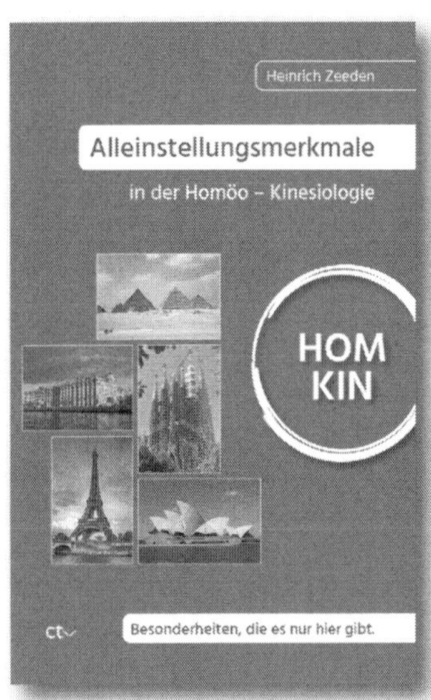

In 2023 und 2024 erschienen:

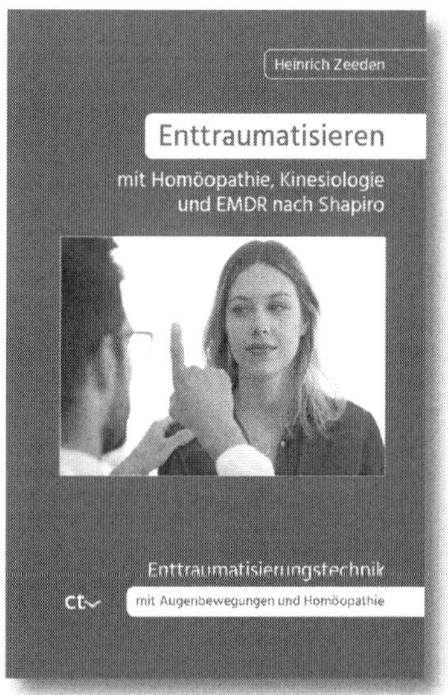

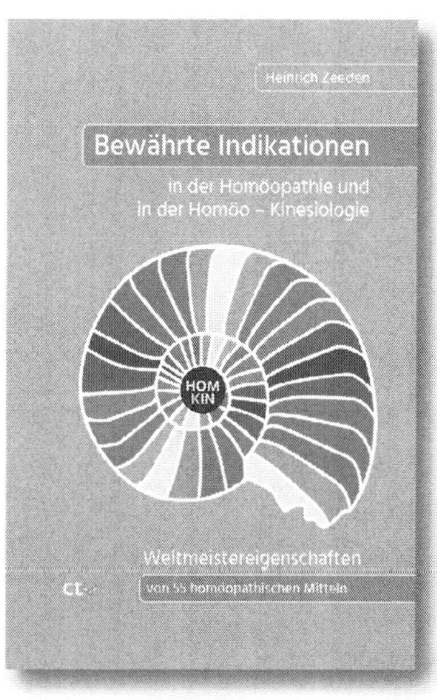

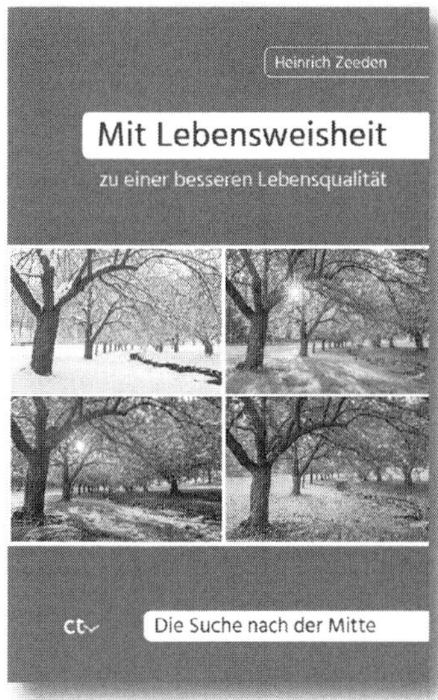

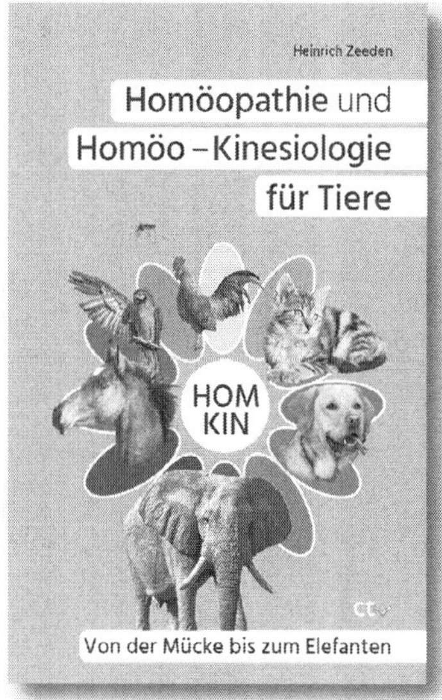

Vorwort

In seinen bisher erschienenen Büchern führte uns Dr. Heinrich Zeeden, ehemaliger Arzt und Begründer der Homöo-Kinesiologie und Homöo-Symptologie auf eine spannende Entdeckungsreise durch die Möglichkeiten seiner neuen Herangehensweise.

Er zeigte uns, wie wir mit Hilfe der kinesiologischen Testung rund 40 Ursachen für Störungen im Körper identifizieren können, die von ihm erstmals in der Medizingeschichte als eigenständige Verursacher weiterer Krankheiten erkannt worden sind. Er bezeichnet sie als Therapiehindernisse, die unerkannt eine Heilung verhindern können. Deshalb legt er sehr großen Wert darauf, diese Blockaden zu erkennen und zu beseitigen.

Einen weiteren Glanzpunkt in seinem Therapiekonzept stellte er uns mit seinem Wissen über die Enttraumatisierung von Menschen vor, die großes Leid erfahren mussten und als Folge schwere bis schwerste Krankheiten entwickelten.

Dr. Zeeden forderte uns immer wieder auf, nicht an den Symptomen hängen zu bleiben, sondern nach deren Ursache zu forschen. Und die ist immer in einer Psyche zu finden, die eine große Anzahl von bedrückenden, Angst machenden, ja eine ganze Palette der negativen Gefühle umfassenden Erinnerungskette gespeichert hat.

Um diese Gefühle bearbeiten zu können, stellte er uns in akribisch ausgearbeiteten Listen homöopathische Mittel vor, die in der Lage sind, Kränkungen zwar nicht ungeschehen zu machen, ihnen aber die Schwere zu nehmen und sie schließlich als abgeschlossen in einer anderen Region unseres Erinnerungsvermögens abzulegen.

Danach ist Heilung möglich. In dem nun hier vorliegenden Band geht Dr. Zeeden mit philosophischem Weitblick über diese Themen hinaus und wendet sich den kollektiven Ursachen für das Leid dieser Welt zu, die letzten Endes die individuellen Schicksale prägen.

„Mehr Lebensqualität", ein die ganze Erde überspannender Wunsch. Dr. Zeeden zeigt uns die vielen Bedingungen, die wir an eine uns zufriedenstellende Lebensqualität knüpfen und weist auf die Folgen hin, wenn wir uns benachteiligt fühlen. Daraus entstanden seit Jahrtausenden die Nährböden für Neid, Hass und Gewalt, die nicht nur das private Umfeld zu einem Ort des Kampfes machen, sondern tief in alle Gesellschaftsschichten eindrangen und Kriege verursachten.

Wird der Mensch denn gar nicht klug? Wird er es, wenn er glücklich ist? Wo ist der rote Faden festgeknüpft, an dem wir uns zum Glück entlang hangeln können? In unserer Mitte! Aber wo ist diese Mitte?

Dr. Zeeden weist auf die Notwendigkeit hin, eine Antwort auf existentiell wichtige Fragen zu haben. Wann können wir von einer guten Lebensqualität sprechen? Ist es wahr, dass unser Leben die Qualität hat, die wir ihm geben, die wir in uns entwickeln, die wir dann aussenden und das empfangen, was sie beinhaltet? Wie erkennt man hinderliche Glaubenssätze mit Hilfe der Kinesiologie, wie lokalisiere ich ein Energiedefizit und fülle es auf? Wie erreiche ich eine hilfreiche Umstrukturierung des Bewusstseins?

Dr. Zeeden nimmt uns mit auf einen Streifzug durch die Jahrhunderte, Kulturen und Kriegsereignisse von den Göttern des Olymp bis zu den aktuellen Kämpfen im Nahen Osten. Er zeigt uns Herrscher, die nur Gewalt im Kopf haben, und er zeigt uns auch den weisen Herrscher Shun, der in China regierte und wusste, erst wenn ich mich selbst geordnet habe, kann ich ein Land regieren.

Er zeigt auch auf unsere beliebtesten Schwächen. Niemals benutzt er anklagende Worte, sondern sanfte, die tief in uns einsinken können und trotz – oder gerade wegen? – dieser Sanftheit den Kern der Dinge berühren, keinen Widerstand erzeugen und Verständnis erwecken. Und er zeigt uns auch Möglichkeiten, diese Schwächen zu überwinden.
Und noch etwas können wir von unserem Lehrer, dem Menschenfreund Heinrich lernen: Das egoistische Streben nach Glück und hoher Lebensqualität wird uns keine Befriedigung in der Tiefe unseres Wesens bringen. Deshalb sollten wir uns zum Wohle des Ganzen auf die Suche nach unserer Mitte machen. In der nächsten Ebene des Seins, an der wir schon jetzt Anteil haben, gibt es keine Trennung und alle Unterschiede sind aufgehoben.

Dr. Zeeden hat auch eine Vision, wie wir eine lebenswerte Zukunft auf diesem Planeten erschaffen können. Wenn alle Menschen gleichzeitig die Rechtsdrehung D 1000 einstreichen, sind Änderungen ungeahnten Ausmaßes möglich.

Christel Kretzer
8. Januar 2024

Einleitung und Fragestellungen zum Thema „Mehr Lebensqualität“

Wenn wir an den Begriff Lebensqualität denken, fallen uns zu diesem Thema vermutlich gleich viele Fragen ein.

Wovon hängt unsere Lebensqualität ab?
Wie sehen unsere Konditionierungen aus?
Was haben wir von den Eltern an guten und schlechten Vorbildern übernommen und in unser Unterbewusstsein einprogrammiert?
Wie sehen unsere Glaubenssätze aus?
Welche Ideale wurden uns von den Eltern vorgelebt?
Welche Ideale halten Stand, und welche führen in den Abgrund?
Wie sieht es mit dem Ehrgeiz aus?
Ehrgeiz für gute Leistungen? Ehrgeiz, alle Erwartungen zu erfüllen, wie sieht es mit unserer Beeinflussbarkeit aus, Stichwort Milgram Experiment.
Welche Ängste haben wir von den Eltern und Großeltern übernommen, die oft Kriegskinder oder Kriegsteilnehmer waren?
Angst vor Armut? Angst vor politischem Druck? Angst, eine eigene Meinung zu bilden?
Angst vor Versagen in der Gesellschaft? Angst, sich zu blamieren? Angst mit Panikattacken? Angst vor kleinen Tieren (Spinnenphobie, Schlangenphobie, Mäusen)?

Diese Fragen sind also nicht rhetorisch, sondern diese Fragen richten wir als Therapeuten oder Lebensberater an unsere Patienten, um die Schwachstellen aufzuspüren.

Zu allen Themen lassen sich gute Lösungsmöglichkeiten erzählen, etablieren und durchführen, ohne Rücksicht darauf, dass nicht jeder die gleichen Themen hat.

Wie sehen unsere Verletzungen aus? Wurden wir unterdrückt, wurden wir missbraucht, wurde uns geglaubt, oder wurden wir ausgelacht? Wie wahrhaftig war das Elternhaus, oder wie scheinheilig? Wurden Werte gepriesen, die aber selbst nicht eingehalten wurden? Wie waren die religiösen Zwänge?
Schließlich – wie stark sind wir, um uns für das einzusetzen, was für uns gut ist, oder wie schwach sind wir, dass wir auf die Erwartungen der Umgebung, der Mitschüler (Modekleidung, Schuhe, Schulranzen, Qualität der Schul – Ausrüstung etc.) eingehen?
Können wir zu uns selbst stehen, oder geben wir nach, wenn andere Meinungen vorherrschend sind?

Ein Experiment: Wenn 11 scheinbar vernünftige Zeitgenossen, die aber heimlich verkleidete Schauspieler sind, sagen, 11 und 11 ist 23, und man ist der einzige, der denkt, 22 müsste es ja heißen, sagt dieser „einzelne, der Recht hat", wohl wissend, dass er etwas Unrechtes sagt, 23, um nicht der Aggression oder der Verachtung oder dem Druck der restlichen elf Menschen zu begegnen.

Diese und ähnliche Experimente sagen unendlich viel aus über unsere Beeinflussbarkeit.

Und wie ist das mit der Selbstakzeptanz? Allein schon die Tatsache, dass wir uns wiegen, scheint mir millionenfach zu signalisieren, dass viele Frauen wie Männer mit ihrem Gewicht nicht zufrieden sind, nicht in die Akzeptanz gehen können. Zu dick, zu dünn, jedenfalls nie richtig.

Wo soll denn da die Akzeptanz herkommen? Und dann schließlich, die Steigerung der Selbstakzeptanz, die Selbstliebe? Woher soll die denn kommen? Wurde sie uns denn vorgelebt? Die Nachkriegsgeneration, zu der ich mich selbst auch zähle, mit Jahrgang erste Hälfte des letzten Jahrhunderts, und damit auch unsere Familie kümmerte sich um das physische Überleben, aber nicht um das, was Kinder benötigen: Liebe, Geduld, Beschäftigung. Damals wie heute kommen diese Werte oft zu kurz, früher wegen menschlicher Defizite, heute wegen der Arbeit von Mann und Frau, von Vater und Mutter, da bleibt das Bemühen um das Kind leicht auf der Strecke.

Ersatzmöglichkeiten gibt es ja genügend: Fernsehen, Smartphone, PC, elektronische Spiele mit Spielsucht, Internetsucht, und vielem, was in diese Kompensationsmechanismen fällt. Zu wenig Aufmerksamkeit durch die Eltern, das ist einer der Kernpunkte für die Abwege, die in die Süchte führen.

Und wer fragt heute noch nach dem Sinn des Lebens? Ist der denn überhaupt wichtig?
Oder fragen wir uns, was wir am Ende unseres Lebens „vorweisen" wollen? Anerkennung? Viel Geld, das wir vererben dürfen, wobei die Vererbung von Geld und Immobilien immer schwierig ist, und es häufig zu familiären Auseinandersetzungen kommt, weil jeder glaubt, er kommt zu kurz?

Wie war das noch einmal mit unseren Konditionierungen? Kommen wir zu kurz, sind wir auf Ärger, Neid, Kampflust konditioniert, aber nicht auf Akzeptanz? Man könnte sich ja naiv fragen, was ist so schlimm daran, wenn ich einmal auch zu kurz komme? Geht es mir wirklich schlechter? Bin ich auf das Erbe der Eltern denn überhaupt angewiesen, oder komme ich auch alleine zurecht?

Ist das Erbe wirklich wichtiger als der Zusammenhalt in einer Familie?

Beim Erbe kommen alle Vorbehalte und Ressentiments aus der Kindheit wieder hervor, alle alten Benachteiligungen bekommen einen fragwürdigen neuen Glanz, ständig werden wir multipel retraumatisiert durch Kindheitserlebnisse, wenn einer bevorzugt wurde und der nächste benachteiligt, und das ohne das ausreichende Verständnis?

Was genau ist soziale Vererbung? Die genetische Vererbung verstehen wir seit Gregor Mendel in den Achtziger Jahren des 19. Jahrhunderts sehr gut, Watson und Crick bekamen den Nobelpreis 1962 für die Entdeckung der DNA Sequenzen, die unseren genetische Code bedeuten.
Aber der soziale Code? Was passiert, wenn wir elterliche Fehleinschätzungen, Fehlkonditionierungen übernehmen, die letztlich zur Unselbstständigkeit und zu anderen schwer wiegenden Defiziten führen? Und wie entkommen wir diesem Netz von Fehlverhalten?
Eine erste Idee: Hinderliche Glaubenssätze entfernen oder mittels verschiedener Techniken auflösen.

Um diese Fragen geht es in den folgenden Kapiteln.

Kapitel 01

Was ist Glück, und wo wollen wir hin?

Glück

Obwohl Glück und Lebensqualität nicht das Gleiche sind, hängen sie doch eng miteinander zusammen.

Falls wir also zu einem glücklichen Leben kommen wollen, und wer möchte das nicht, wäre eine grundlegende philosophische Frage: Wann fühle ich mich glücklich? Was bedeutet Glück für mich? Welches waren die glücklichsten Minuten in meinem Leben?
Reicht es aus zu sagen: Kaufe Dir Glück? Und wenn wir uns Glück gekauft haben, Süßigkeiten, ein Auto, ein Haus, wie lange hält diese Form des Glücks an? Ist das tatsächlich Glück oder nur eine einfache Erfüllung eines Wunsches? Ist Wunscherfüllung schon Glück? Oder gehört mehr dazu? Und wie schnell nutzt sich das Glücksgefühl ab?

Zur Abnutzung des Glücksgefühls erzählte mir ein Schulkamerad über seine Eltern und das frisch durch die Waschanlage geführte Auto folgende Geschichte.
Am Tag der Autowäsche machte es den Eltern viel aus, wenn plötzlich Schmutz auf das Auto kam. Beide Eltern wurden dann schnell ärgerlich. Am Folgetag hingegen war der Ärger nicht mehr zu spüren. Hier hörte ich heraus, das Glücksgefühl, ein sauberes, frisch gewaschenes Auto zu besitzen, hält ungefähr 12 bis 24 Stunden an, dann spätestens hat sich das Glücksgefühl abgenutzt. Vermutlich verhält es sich mit vielen anderen Dingen ganz ähnlich.

Nur wenn wir in der Lage sind, diese Fragen zu beantworten, - wann fühlen wir uns besonders gut? - können wir mit Erfolgsaussichten den Weg zum Glück betreten. Wenn wir gar nicht wissen, wann wir glücklich sind, wie könnten wir dann diesen schwierigen Weg finden?

Meine Definition von Glück: Glück ist liebevoll verbrachte Zeit.

Aha, Liebe. Noch so eine komplizierte Emotion, die aus Hormonen gemacht ist, Emotionen, die von unsichtbaren Feldern von Auren und Auraübereinstimmungen geprägt sind, die sich alle im unsichtbaren Bereich befinden und sich nicht messen lassen. Und was ist Liebe ganz genau? Meine Beobachtungen sagen mir, Liebe ist eine besondere Form von Besitzanspruch. Man erwartet ständig Wohlwollen, Entgegenkommen, Toleranz, die man gegebenenfalls sogar einfordern darf, aber reicht das aus, um Liebe zu definieren? Jetzt kommt auch noch das Herz ins Spiel. War das nicht die Pumpe, die das Blut im Kreislauf bewegt? Und jetzt ist das auch noch das Organ, das Liebe produzieren soll? Und ist das eher sexuelle Liebe, die erotische Anziehungskraft von zwei verschiedenen Geschlechtern, heute natürlich auch von gleichen Geschlechtern, oder ist das eher etwas Subtiles, das sich im Kopf abspielt? Oder doch eher im Herzen?
Da kommen so viele verschiedene Momente ins Spiel, die Schönheit einer Frau oder eines Mannes, ihre Sprache, ihre Klugheit, ihre Belesenheit, Ihre Interessen, ihre Fähigkeiten und schließlich auch noch ihre Herkunft.

Bei Rabindranath Tagore gibt es eine schöne Erzählung: Ein Mann sieht eine hübsche junge Frau, die Wasser aus dem Fluss schöpft. Er ist fasziniert von der Ebenmäßigkeit der Formen, der Eleganz der Inderin, vielleicht sogar von den Farben des Sari. Er möchte zur Mutter gehen und um ihre Hand anhalten.

Kurz bevor er genügend Mut angesammelt hat, um diesen Schritt zu gehen, erfährt er, dass das Mädchen stumm ist. Die Mutter sagt alles Mögliche zu ihr, aber sie kann nicht antworten, kann nur ihre Körpersprache einsetzen. Und schon schrumpft der Hormonhaushalt und das Gefühl der Verliebtheit bricht zusammen.

Falls wir also versuchen, unserem Leben einen Anstoß zu geben, der in mehr Zufriedenheit, mehr Gelassenheit und mehr Mittigkeit führen soll, sind diese Fragen, die alle aufgeworfen werden, äußerst wichtig, weil wir nur mit einer klaren Antwort auf diese Fragen den Weg durch den menschlichen Dschungel gehen können, ohne den roten Faden zu verlieren.

Werkzeuge

Der rote Faden.
Woher soll ich wissen, was ich denke, bevor ich höre, was ich sage?
Das ist eine wunderbare Formulierung dafür, dass jemand erst spricht und dann denkt. Das Gegenteil von rotem Faden.
Falls wir ein Ziel ansteuern, sollten wir wissen, was wir wollen.
Damit beginnt schon unsere Problematik. Woher sollen wir wissen, was wir wollen und sollen?

Der Weisheit letzter Schluss: Hier gebe ich ihn preis. Tu was Du willst, und wolle, was du sollst.
Dieser Spruch könnte von Friedrich dem Großen (1712 – 1786, König von Preußen, „alter Fritz“) stammen.

Wir kommen zu unserem ersten Mittel auf dem Weg zum Glück.
Wir beanspruchen einen roten Faden in unserem Leben. Hierfür streichen wir uns das erste Mittel ein:

Pulsatilla D 100 Mio.

Was fällt uns ein? Friedrich Schiller.
„Noch keinen sah ich glücklich enden, auf den mit immer vollen Händen die Götter ihre Gaben streu'n“ (Ring des Polykrates). Die Binsenweisheit, die hinter diesem schön gereimten Spruch steht, ist allen bestens bekannt: Das Leben ist kein Rosengarten, sondern gezeichnet von ständigen Gefühlsverletzungen, Kränkungen, Krankheiten, Schmach, von einer Achterbahn von Erfolg und Misserfolg, von Hochgefühl und Niedergeschlagenheit, und nur unser Humor ist die Kraft, die unseren Knopf am Kragen hält, wenn uns der Hals schwillt.

Im Gazastreifen sagen die Nomaden: Geduld und Humor sind zwei Kamele, mit denen Du durch jede Wüste kommst.
Aha, die Nomaden haben also auch Probleme und überlegen, wie sie damit fertig werden können. Klar, mit Humor und mit Geduld. Völlig richtig, aber wie kommen wir zu genügend Humor und zu genügend Geduld?
Ich höre Goethe im Faust sagen: Und Fluch vor allem der Geduld – hier spricht er das aus, was uns alle auch bewegt – vieles geht einfach viel zu langsam, der Tag hat zu wenig Stunden, Friedrich der Große hätte gerne 48 Stunden gehabt. Wir machen das mit einem energetischen Trick: Wir streichen uns, wenn die Zeit knapp zu werden droht oder schon knapp geworden ist, das Mittel

<u>Zeitdehnung D 30</u>

ein. Damit können wir die Minuten öffnen und mehr rein packen, als normalerweise rein geht. Eine Abzweigung, die nicht zum Glück gehört, die aber auf dem Weg dorthin sehr nützlich sein kann.

Die Mitte

Wie kommen wir in unsere Mitte?
Das lässt sich physisch durch bestimmte Bewegungen wie im T'ai Chi oder im Ch'i Gong machen, ich verwende die Übung „Himmel und Erde", indem man den rechten Arm anhebt, dabei einatmet, und beim Fallen lassen atmet man wieder aus. Links das Gleiche, dann mit beiden Armen das Gleiche. Dreimal wiederholen, und wir sind in unserer Mitte.

Falls wir die Raumstruktur vorher und nachher innerlich betrachten (wohl wissend, dass der Raum keine Struktur besitzt), sehen wir, dass sich das Feld öffnet durch eine solchen Übung. Die Bovis Einheiten nehmen zu. Es gibt mehr Licht – Dichte.

Die Basis – der Stirnstrich

Wenn wir uns energetisch aufladen wollen, damit wir das Richtige auch tun können, und nicht nur denken, „Es wäre gut, das zu tun, aber jetzt habe ich dazu gerade keine Lust" - können wir uns 13 Stirnstriche geben, die uns ebenfalls mittig machen und die im Zusammenklang mit den Armübungen unsere Mitte verstärken. Das ist der erste Schritt, den jeder ganz leicht machen kann, und der dafür sorgt, dass wir nicht in der ersten Kurve unserer Übungen die Richtung verlieren. Wir überwinden also erst einmal unsere Trägheit.

Alle Mittel, die ich gerade gefunden habe, gehen in der optimalen Dosis hinein.
Einmal mit geöffneten, einmal mit geschlossenen Augen.

Danach lassen wir die Augen zu (außer wenn wir die Mittel ablesen), und sagen jetzt diese Mittel hintereinander auf, während wir gleichzeitig den Stirnstrich durchführen.

Schutz Komplex Z
Konzentrations Komplex Z
Friedens Komplex Z
Harmonie Komplex Z
Motivations Komplex Z

Zuversichts Komplex Z
Selbstwert Komplex Z
Selbstsicherheits Komplex Z
Haltungs Komplex Z
Caprylsäure D 30

molekulare Rechtsdrehung D 100.000,
Wunderbarer Lebenstag D 30, (Schultag, Arbeitstag, Kurstag, Reisetag)
Dankbarkeits Komplex Z.

Wenn wir jetzt eine tiefe innere Ruhe spüren, setzen wir uns hin, lassen den Körper tun, was er gerade für richtig hält und fassen einen positiven Gedanken:

Es gibt nichts zu tun, alles geht von selbst.
Danach denken wir den Gesundheitsgedanken:
Alles, was in meinem Körper passiert, führt zur Gesundheit.

Kapitel 02

Mehr Lebensqualität

Die Lebensqualität – Versuch einer Definition der Begriffe

Wir kommen also nach den Fragestellungen und ersten kurzen Erörterungen zu den Themen im Einzelnen.
Bei dem Thema „mehr Lebensqualität" ist ja ein Komparativ enthalten, „viel, mehr, am meisten".
Die Frage ist dann immer, mehr als wer oder was?
Hier ist sicherlich gemeint, mehr Lebensqualität, als wir sie im Moment besitzen mögen.

Die nächste Frage, die zu Beginn erörtert werden muss, wäre, wie sieht es denn mit der Definition von Leben und von Qualität aus?

Leben – gemeint ist ja unser Leben, also: Unsere Lebensumstände, unser Umgang mit den Umständen, die Fähigkeit, Stress zu neutralisieren, Zufriedenheit in unserem Leben zu realisieren, Friedfertigkeit, Toleranz, Großmut, Großzügigkeit, Edelmut, Mut, Wahrhaftigkeit, Ehrlichkeit, Geradlinigkeit, also ethische und moralische Werte, die in der Gesellschaft oft als Schwäche, Naivität oder Unfähigkeit empfunden werden. Mitgefühl, Liebe, Freundlichkeit, Humor, Zulassen anderer Meinungen, Elastizität.
Wohlstand, Wohlbefinden, Sicherheit, familiärer Zusammenhalt, nach Albert Schweitzer: „Ehrfurcht vor dem Leben", das Einhalten der zehn Gebote, nicht zu töten, nicht zu lügen, nicht zu desinformieren, nicht zu denunzieren („falsches Zeugnis ablegen"), nicht zu stehlen.

Wir sollen also unsere Tugenden pflegen, und uns gleichzeitig gefallen lassen, von Andersdenkenden als Waschlappen, als überempfindlich, als verstaubt und an falschen Idealen hängend bezeichnet und gehalten zu werden.

Wir müssten uns also fragen lassen, „Wozu denn Mitgefühl?" das haben die anderen doch auch nicht mit Dir, und wenn es Dir schlecht geht, fallen alle Freunde blitzschnell von Dir ab, weil sie Dich nur mögen, wenn Du gesund und freigebig bist und von den anderen möglichst wenig in Anspruch nimmst. Ein guter Freund erklärte mir das so: „Wenn Du Banker wirst, musst Du erst einmal Dein Gewissen verkaufen. Du musst nur solche Aktien an den Kunden verkaufen, die der Bank nützen, aber nicht dem Kunden. Der Kunde wird ausgesaugt bis er nichts mehr hat. Anschließend lässt Du ihn fallen wie eine heiße Kartoffel, und wenn er mit seiner Existenz zusammenbricht, muss Dir das ziemlich egal sein.
Genau genommen musst Du alles loslassen, was Deine Eltern Dir im Sinne einer guten Erziehung beigebracht haben, sonst wird das nichts mit dem Geld verdienen".

Wir kommen also zu einem Kernpunkt – was ist uns unser gutes Gewissen wert? Ein schöner Spruch: Ein gutes Gewissen ist ein sanftes Ruhekissen. Umgekehrt, wer zu viel Betrug und Verbiegungen begangen hat, muss ja darauf gefasst sein, dass alles auffliegt, er zur Verantwortung gezogen wird und genau genommen eine Strafe in irgendeiner Form zu erwarten hat. Also schläft ein solcher mit schlechtem Gewissen auch schlecht.

Wie wichtig ist es uns, dass wir uns aufrecht im Spiegel betrachten können?
Diese Fragen sind notwendig, wenn wir über unser Leben und unseren Umgang mit unserem Leben denken oder sprechen wollen.

Und die nächste Frage, was ist Qualität? Noch schwieriger zu beantworten als die Frage nach dem Leben. Das lateinische Wort „qualis“ heißt so viel wie „so beschaffen, so geartet“, weist also auf Eigenschaften hin. Eine gute Qualität bedeutet, der Mensch oder eine Sache hat gute Eigenschaften, ein schlechte Qualität natürlich das Gegenteil.

Im Duden steht: Qualität ist die Gesamtheit der meist guten Eigenschaften eines Menschen oder einer Sache.

Wann also hat unser Leben gute Eigenschaften, einen guten Klang, eine besondere Güte?
Wann können wir von einer guten Lebensqualität sprechen? Reicht es, wenn wir sagen, uns reicht eine mittlere Lebensqualität, denn die anderen bemühen sich ja auch nicht (für uns sichtbar) besonders gute Menschen zu sein. Warum soll denn dann ausgerechnet ich versuchen, ein guter Mensch zu sein?

Antworten aus der Literatur

Diese Frage beschäftigte auch Berthold Brecht in seinem Stück „der gute Mensch von Sezuan“ - und weil Berthold Brecht meistens einen sehr direkten Zugang zur Wirtschaftlichkeit des Lebens hatte, urteilte er so: Der gute Mensch ist zwar moralisch hochwertig, aber er verkümmert, er verarmt, weil er es nicht versteht, genügend Geld zu verdienen und die anderen Menschen auszunützen.
Umgekehrt, wenn der gute Mensch im Geschäft steht und seinen Lebensunterhalt verdienen will, muss er auf die guten Qualitäten verzichten und seine „schlechten“ Qualitäten hervor- holen, eben einen Geschäftssinn, der auch bedeutet, gerne einen Kunden zu übervorteilen, um sich eigene Vorteile im finanziellen Sinne zu sichern.

Wie kann ein guter Mensch in einer kapitalistischen Gesellschaft überleben? Diese Frage ist nach wie vor aktuell. In einer Gesellschaft, in der es viele Arme und wenig Reiche gibt, wobei sich die Reichen an den Armen ständig bereichern, bedeutet Freundlichkeit etwa das Gleiche wie ausgenutzt zu werden, und Unterdrückung bedeutet Reichtum für die Reichen auf Kosten der Armen.

Obwohl Brecht als Lösung den sozialen Ausgleich andeutet, vielleicht auch die Gleichheit von allen Menschen in einer Gesellschaft, hat sich dieses Modell des Kommunismus in der Realität nicht bewährt.

In George Orwells Roman „1984“ wird gezeigt, dass die Gesellschaft von Gleichen (Kommunismus zum Beispiel) daran scheitert, dass es immer einige gibt, die „gleicher“ sind, also reicher und letztlich kapitalistisch reagieren. Die Ursache: Der Mensch ist immer gierig nach Geld und nach Macht. Das steckt anscheinend so tief drin, dass es schwer ist, diese tief liegenden Gefühle mit Hilfe von Mitgefühl und Weisheit zu überwinden. Mein Bild hierzu: Die Läden in der DDR, in denen man für Westgeld auch Westwaren erwerben konnte. Nur die Stasi Mitarbeiter und Mitglieder des Politbüros hatten genügend Westgeld, um sich in diesen Läden zu bedienen. Und der verfemte degenerative Westen – in den Versammlungen des Politbüros waren diese verpönten Gegenstände plötzlich Teil eines luxuriösen Lebens, das den meisten Bewohnern des DDR Staates verwehrt blieb. Das zeigt die doppelbödige Gesellschaft – verbal wird verurteilt, abends wird in dem abgewerteten Luxus geschwelgt.

Buddha erkannte dieses Problem natürlich auch und schlug vor, die negativen Eigenschaften zu eliminieren, sich abzugewöhnen, eben langsam aus sich herauszuschieben, durch Neukonditionierungen.

Er empfahl einen achtfachen Weg, auf dem mit vielen mentalen (spirituellen) Übungen der Geist von seinen „Unreinheiten'" gereinigt wird und es dadurch zu einer Synthese von Mitgefühl, Freigebigkeit und Weisheit kommt.

Kurz gesagt, wenn man auf Gier und Hass verzichtet, kommt man zur Weisheit und zum Mitgefühl und zur Freigebigkeit. Hat man hiervon genug, kann man sich daran machen, altes negatives Karma völlig auszulöschen und einen besonderen Grad von innerer Freiheit zu erreichen, den man so auch Vorstufe zur Erleuchtung nennen könnte.

Mit buddhistischen Techniken schneller zur Erleuchtung und zu mehr Lebensqualität

Mit schnell ist das bei der spirituellen Entwicklung so eine Sache. Schnell kann bedeuten, dass man alles schon in 550 Leben schaffen kann, wenn man sich beeilt und die meditativen Techniken schnell und konsequent einübt.

Zum Trost gibt es aber auch wunderbare Geschichten von einfältigen Personen, die durch das einfache Putzen von Schuhen und Kehren von verstaubten Klosterräumen die Erleuchtung erreichen durch den einfachen Gedanken: Was ist denn Staub und Kehren überhaupt? Ist das nicht das Bereinigen eines Bewusstseins, das dann am besten leuchtet, wenn der Staub entfernt ist?

Wir machen hier also einen kleinen Abstecher zum Buddhismus, denn diese Form der Philosophie (aus meiner Sicht eher Philosophie als Religion) denkt über nichts anderes nach als über eine bessere, noch bessere, dann optimale Lebensqualität, die zur inneren Befreiung führen soll.

Falls wir also alle auf dem Weg sind, diese innere Befreiung von allen Täuschungen und allen schlechten Eigenschaften anzustreben, dann wäre eine Möglichkeit, sich den Idealen des Buddhismus anzuschließen.

Techniken, um zu seiner Mitte zu kommen

Da wir den Begriff „mehr Lebensqualität" gewählt haben für unsere Abhandlung, gibt es weitere Möglichkeiten, die Lebensqualität zu erhöhen.

Kapitel 03

Wie kann Homöopathie unsere Lebensqualität steigern?

Was macht die Homöopathie?
Sie steigert unsere Energie.

Was ist Energie, und wie wirkt Energie?

Bevor wir uns auf die Anwendung von energetischen Systemen stürzen, fragen wir uns, was ist Energie? Und falls wir eine Antwort darauf finden sollten, wäre die nächste Frage, wie wirken Energien auf unseren Körper und auf unsere Persönlichkeit, aber auch auf unser Immunsystem und unsere Fähigkeit, gesund zu werden oder gesund zu bleiben?
Und schließlich, wie stirbt ein gesunder Mensch? Muss sich nicht jeder Mensch eine Krankheit „suchen", um mit Hilfe der Krankheit sich selbst ins Jenseits zu befördern? Oder wie machen das gesunde Menschen?

Es gibt verschiedene Energien.

Die **Energie** ist eine physikalische Größe. Sie beschreibt die Fähigkeit, Arbeit zu verrichten, Wärme abzugeben oder (Licht-) Strahlen auszusenden.
Zu den konventionellen Energieformen gehören die
mechanische,
elektromagnetische,
thermische,
chemische und
nukleare Energie.

Definition von Energie

Der Begriff Energie kommt aus dem Griechischen und bedeutet so viel wie „wirkende Kraft". Anschaulich ausgedrückt ist Energie die Fähigkeit, Arbeit zu verrichten, Wärme abzugeben oder Licht auszustrahlen. Sie ist also nötig, wenn etwas in Bewegung gesetzt, beschleunigt, hochgehoben, erwärmt oder beleuchtet werden soll. Energie ist lebensnotwendig, da sie für alle natürlichen Vorgänge gebraucht wird. Die älteste Energiequelle der Menschheit ist die Sonne. Für viele Jahrtausende war sie neben vulkanischer Tätigkeit und den Wasserbewegungen die einzige Wärme- und Lichtquelle auf der Erde. Dann lernten die Menschen, Feuer zu machen.
Da die Energie den Zustand eines Körpers oder elektromagnetischen Feldes kennzeichnet, wird sie als Zustandsgröße bezeichnet. Physikalisch lassen sich die wichtigsten Kennzeichen des Energiebegriffs in drei Aspekten zusammenfassen: Energieerhaltung, Energieumwandlung und Energieentwertung.
Angegeben werden die physikalischen Größen mit eindeutigen Werten gemäß dem internationalen Einheitensystem. Einheiten wie Joule und Watt helfen uns, Energie näher zu betrachten. Von besonderer Bedeutung für die moderne Welt ist die elektrische Energie, deren technische Nutzung Mitte des 19. Jahrhunderts einsetzte.

Für den Menschen gilt: Mit Hilfe der Nahrung wird ADP zu ATP, Adenosintriphosphat aufgebaut, und bei Arbeit wird ATP wieder zu ADP abgebaut. ATP ist also der Energielieferant in unserem menschlichen Körper, natürlich auch in den meisten tierischen Körpern.

Energie ist grundsätzlich unsichtbar. Die mechanische Energie einer Uhr ist in Gewichten oder in einer Feder gespeichert, die elektromagnetische Energie, wie Strom, ist in Batterien oder Umspannwerken gespeichert, die chemische Energie in unseren Zellen ist ebenfalls nicht sichtbar, und die nukleare Energie ist im Uran untergebracht in einer scheinbaren Stabilität, die sich rasant in eine Explosion umwandeln kann. Die thermische Energie, also Wärme, ist ebenfalls unsichtbar.

Im indischen System werden Chakren angenommen, Energiezentren, die sich auf die Wirbelsäule projizieren, und die dafür sorgen, dass alle Organe mit genügend Lebensenergie aufgefüllt werden, damit sie korrekt arbeiten können.

Die sieben Hauptchakren heißen von unten nach oben

Basischakra, Wurzelchakra, zuständig für die Lebensbilanz,

das Sakralchakra, zuständig für alle Gelenke, und den Unterbauch

das Nabelchakra, zuständig für Leber, Milz, Pankreas und den Darm,

das Herzchakra, zuständig für alle Brustorgane und Emotionen

das Halschakra, zuständig für die Halsorgane, die Sprache

das Stirnchakra oder das dritte Auge, zuständig für unsere Bewusstheit,

das Kronenchakra oder Scheitelchakra, der höchste Punkt auf dem Scheitel, zuständig für unsere Verbindung „nach oben“, für unsere Spiritualität. Beim Sterbevorgang entschwindet unser Bewusstsein im besten Fall durch das Scheitelchakra.

Messung von Energie

Wie können wir jetzt die Energie von einer Leber oder einer Bauchspeicheldrüse oder anderen Organen im menschlichen Körper messen?
Ähnlich, wie der Elektriker den Strom in einer Steckdose misst, indem er eine Lampe anschließt – beim Brennen der Lampe ist Strom vorhanden, oder wenn die Lampe nicht glüht, gibt es entweder keinen Strom oder die Lampe ist kaputt – so können wir mit dem kinesiologischen Armtest oder anderen biologischen Testsystemen wie Pendeln, Tensor, RAC nach Nogier oder die Messungen (Elektroakupuktur) nach Dr. Voll erkennen, ob einzelne Organe ausreichend mit Energie aufgeladen sind oder ein Defizit aufweisen.

Die Kinesiologie als Messinstrument der biologischen Energie

Einerseits besitzt die Kinesiologie, die Tensortestung und auch das Pendeln keine wissenschaftliche Anerkennung. Die Kinesiologie wird meistens von Wissenschaftlern angezweifelt, die keinerlei Selbsterfahrung mit diesen Systemen haben, sondern die nur nach ihren eigenen bisherigen Erfahrungen glauben, dass diese Systeme nicht funktionieren können. Es fehlen also auch Experimente für die fehlende Wirksamkeit, sodass hier aus meiner Sicht hinderliche Glaubenssätze zu wissenschaftlichen Fehlurteilen geführt haben. Obwohl also die Wissenschaft sich gegen die Aussagefähigkeit dieser wertvollen Messinstrumente wie Kinesiologie sträubt, erweisen sich diese Messungen als äußerst wertvoll und hilfreich, wenn es darum geht, ein Energiedefizit ausfindig zu machen und ein Mittel zu suchen, um das Energiedefizit wieder aufzufüllen.

Warum ist der kinesiologische Test unverzichtbar?

Wir kennen in der Homöo – Kinesiologie die exogenen Störfelder. Das sind Störungen, die von Kleidungsstücken oder von Schmuckstücken ausgehen, die wir am Körper tragen. Magnetsohlen können stören, aber auch Amulette, die am Hals hängen und über dem Thymus zu liegen kommen, Funkarmbanduhren können zu Herzrhythmusstörungen führen, und Brillengläser können linksdrehend sein und zu Kopfschmerzen und Kältegefühl über der Stirnregion führen.

Eine Patientin von 20 Jahren klagte seit zwei Jahren über heftigstes Sodbrennen. Bisher wurden keine Ursachen gefunden, das Mädchen nahm aus Verzweiflung 3 x 40 mg Omeprazol, einen Säurehemmer in einer dauerhaften Überdosierung, aus Verzweiflung, weil die Schmerzen so schwer auszuhalten waren. Dennoch kam es nicht zu der gewünschten Linderung der Beschwerden.
Was für ein Leben liegt vor einer solchen Person, die über zwei Jahre erfährt, dass niemand in der Lage ist, die Ursachen herauszufinden, obwohl unsere moderne Medizin ja als sehr gut und fortschrittlich betrachtet werden kann. Ich kenne Patientinnen, denen bei heftigem Sodbrennen aus Verzweiflung der Magen herausgenommen wurde, weil die Chirurgen und alle anderen dachten (so wie es ja auch im Lehrbuch steht), dass Sodbrennen von der Magensäure her käme. Und nachdem der Magen draußen war – bestand das Sodbrennen weiter, weil es ein Narbenstörfeld im Oberschenkel war, das das Sodbrennen auslöste, und nicht die Magensäure.

Leider ist unsere moderne Medizin nicht in der Lage, Narbenstörfelder anzuerkennen oder zu erkennen, wenn so ein Störfeld dauerhafte Schmerzen auslöst.

Hier erkenne ich auch eine gehörige Ignoranz von Jahrzehnte lang bestehenden Erkenntnissen, die einfach nicht wahrgenommen werden wollen. Im Fall des jungen Mädchens war nicht eine Narbe die Ursache, sondern ein Piercing, das sich im hinteren Drittel der Zunge befand. Nachdem das Piercing entfernt worden war, kam es zu einem sofortigen Stopp des Sodbrennens, und das Problem war in weniger als 12 Stunden gelöst. Nur zur Anmerkung: Weder die Homöopathie noch die konventionelle Schulmedizin für sich sind in der Lage, dieses Störfeld zu lokalisieren. Aus diesem Grunde ist die Homöo – Kinesiologie ein wichtiges System, um Ursachen aufzuspüren und Lösungen herbeizuführen.

Was sagt Einstein zur Energie?

Mein Verbündeter in Sachen Energie ist kein Geringerer als Albert Einstein, der für seine theoretische Physik 1921 den Nobelpreis erhielt. Seine berühmteste Formel ist weltbekannt: $E = m \times c^2$. Die philosophische Bedeutung heißt für mich: Energie und Materie ist dasselbe.

Falls das stimmt, kann man mit Hilfe von Energie genau so weit kommen, wie wenn man sich in der dreidimensionalen Welt der Atome und Moleküle bewegt. Energie, Frequenzen und Schwingungen kamen mir als Energieträger eleganter, schneller und wirksamer vor, als die Trägheit der Masse. Von dieser Formel fasziniert, angestachelt und getragen, verstand ich die Homöopathie als Schwingungsmedizin, als Medizin der Frequenzen, die aus Pflanzen, Tieren und Mineralien durch Potenzieren, also Verdünnen und Verschütteln, gewissermaßen „herausgezogen", eben extrahiert wurden. In der Kirlian Fotografie sieht man dann entsprechende Muster. Ein Grundsatzartikel hierzu findet sich unter: de.wikipedia.org/wiki/Kirlianfotografie#Ablauf.

Kapitel 04

Umprogrammieren, Neustart, hinderliche Glaubenssätze abändern

Umprogrammieren hört sich ja sehr nach einem Ausdruck aus der Computersprache an.
Einen Computer kann man leicht umprogrammieren, denn er hat nur ein Wachbewusstsein (falls er ein Bewusstsein haben sollte), aber kein Unterbewusstsein, das genau genommen auch nur schwer zugänglich wäre.

In vielen Romanen lese ich, wir starten einfach neu, ziehen auf einen anderen Kontinent, wandern aus nach Neuseeland und lassen unser altes Leben hinter uns. Klingt schön, aber geht es? Natürlich geht es nicht, denn die Gegenwart ist die Summe der Vergangenheit.

Die Psychologen sagen, wir ändern einfach die hinderlichen Glaubenssätze ab und formen sie um in positive, befreiende Glaubenssätze, dann ändert sich damit alles. Völlig richtig, aber wie genau gehe ich vor? Und wer genau sagt mir, welche hinderlichen Glaubenssätze mich an meiner Lebensqualität hindern?

Umstrukturierung des Bewusstseins – genau das wäre die Aufgabe und Fragestellung, die hier zu bewältigen wäre.

Als ich mit 20 Jahren zu meditieren begann und mich in die Philosophie des Hinduismus einarbeitete, stellte sich mir die Frage, was bleibt am Ende eines Lebens übrig von „mir", von meinem „Ich", von meinem Leben, was nehme ich ins Jenseits mit und in das nächste Leben mit hinein, und was alles lasse ich zurück.

Diese Frage war absolut essentiell für mich, denn aus der Antwort würde ich dann ableiten, welche Schwerpunkte ich in diesem Leben setzen möchte. Als ich mir die Antwort gab, nur mein Bewusstsein mit allen karmischen Belastungen geht mit hinüber in den Bardo (den Zwischenbereich zwischen Tod des einen und Entstehung des nächsten Lebens) und in das nächste Leben mit hinein, war klar, dass meine Lebensaufgabe nur darin bestehen konnte, mein Bewusstsein zu bearbeiten, zu reinigen, zu läutern, meine Motivation zum Guten zu stärken und mit weniger karmischem Ballast in den Tod einzutreten, als mit dem Ballast, mit dem ich in diesem Leben angekommen war.

Eine Frage war also, wie werde ich karmischen Ballast los? Eine Einblendung zum Thema: Weniger karmischer Ballast heißt für mich dann auch höhere Lebensqualität. Wir sind also mitten im Thema drin. Falls ich den konventionellen Konditionierungen folgen würde, würde ich bei einer empfangenen Beleidigung versuchen, diese in einer adäquaten Weise zurück zu geben und „beleidige zurück". So machen wir das ja bei allen Kränkungen. Wir werden gekränkt und rächen uns dafür. Wir bekommen also die Chance, unsere karmischen Lasten zu verringern, und was machen wir? Wir schlagen so gut wie möglich zurück und heimsen uns den nächsten karmischen Ballast wieder auf. Falls wir so durch das Leben gehen würden, würden wir mit genau dem gleichen Ballast das Leben verlassen, mit dem wir es auch begonnen haben. Wir haben unsere Chancen nicht genutzt. Unsere Lebensqualität würde nicht besser werden.

In der Politik sehen wir natürlich wie im Alten Testament schon vorgegeben: Auge um Auge, Zahn um Zahn, der eine beginnt mit den Raketen zu schießen, der Gegner macht das Gleiche, Tausende werden getötet, wie in diesem Moment zum Beispiel im Nahost Konflikt, dem Krieg zwischen Hamas und Israel (Dezember 2023), und niemand kommt auf die Idee, diese schwierige Situation, in der Israel angegriffen wurde, zu nutzen, um endlich mal mit den Hamas zu sprechen, was sie eigentlich wollen, und zu versuchen, eine Lösung aus dem Dauerkonflikt zu finden. Stattdessen haben anscheinend beide Seiten beschlossen, sich gegenseitig so viel Tod, Leid und Elend zuzufügen, wie es irgendwie geht. Gewalt erzeugt aber nur Gegengewalt, und Hass erzeugt nur Gegenhass. Mit diesen Gefühlen, Gewalt und Hass, lassen sich aber keine Lösungen finden.

Falls wir im kleinen Stil aber ähnlich handeln, einer fühlt sich reingelegt und legt dafür den anderen wieder rein, führt auch das nicht zu einer Lösung.

Da es sich hier um Menschheitskonflikte handelt, die schon seit Homers Zeiten (800 vor Christus schriftliche Aufzeichnung von Ilias und Odyssee, Kriegsschauplätze vermutlich um 1.200 vor Christus) immer wieder aufflackern, bedarf es einer genauen Betrachtung, wie es zu Kriegen kommt, und wie sie beendet werden können. Im 5. Jahrhundert vor Christus hat Herodot seine neun Bücher „Historien“ geschrieben, eine Kulturgeschichte der Menschheit, und in seinem Vorwort vermerkt, dass er sich die Mühe des Aufschreibens nur macht, damit spätere Generationen erkennen können, wie Kriege entstehen und falls sie diese Erkenntnisse in Weisheit und Politik umsetzen könnten, dann evtl. sogar Kriegsausbrüche verhindern könnten. Eines der besten Vorworte für ein Geschichtsbuch, das ich je gelesen habe. Ein Buch, das Kriege zu verhindern sucht!

Der trojanische Krieg, von dem die Ilias handelt, wurde durch die Boshaftigkeit und den Rachedurst der Göttin Eris (Göttin des Streits) hervorgerufen, weil sie zur Hochzeit zwischen Peleus und Thetis nicht eingeladen war.

„Der Schönsten" schrieb sie auf einen Apfel (oder eine goldene Kugel), den sie dann zwischen die drei schönsten Göttinnen des Olymp rollen ließ, die alle für sich beanspruchten, die Schönste zu sein.

Also, einmal Eris, die Freude an der Macht, an Machtspielchen, daran, dass andere sich streiten und zerfleischen, und dann die Hoffart der Göttinnen, die Eitelkeit, der Stolz, der Wunsch, den anderen überlegen zu sein, das Konkurrenzdenken, „ich möchte die Schönste sein". Eine ähnliche Thematik wie im Grimmschen Märchen von Schneewittchen – die Königin möchte unbedingt schöner sein als Schneewittchen, notfalls muss man das Mädchen eben umbringen lassen.
Es kommen hier also zwei Schwachpunkte im Charakter des Menschen zum Vorschein, die geeignet sind, die Welt in Schutt und Asche zu legen.

Athene, die Tochter des Zeus, zuständig für Weisheit, Kriegskunst, Mut, Tapferkeit und alle Künste, Aphrodite, die Göttin der Liebe und Hera, die Göttin der Familie und der Macht eiferten also um den Titel „die Schönste". Und da Zeus nicht entscheiden wollte, fragten sie den Hirten Paris, den unerkannten Sohn des Trojanerkönigs Priamos, der sich für die Liebe entschied. Wer sollte ihm das schon verübeln? Was sollte der Hirte mit Kunst und Macht? Die Folge war, dass er sich berechtigt fühlte, die schöne Helena dem König Menelaos zu Mykene zu rauben, seine Schätze zu stehlen und heimlich mit der menschlichen und goldenen Beute davon zu segeln.

Der Versuch, alles zurückzuholen, führte dann zur Auseinandersetzung der Griechen gegen die Trojaner, die letztlich zur Zerstörung Trojas führte. 10 Jahre Krieg um Troja, Krieg um die Rückgabe der Helena.

Verhandlung oder Zerstörung

Nicht, dass es den Parteien am guten Willen gefehlt hätte, es wurde wirklich ein Zweikampf anberaumt zwischen zwei einzelne Fürsten, der dann je nach Ausgang Sieg und Untergang der jeweiligen Partei bedeuten sollte. Ein weises Ende hätte der unselige Krieg so gefunden, wenn nicht diese Abmachung vorzeitig durch den verletzenden Pfeil eines Trojaners zerstört worden wäre, der – man glaubt es kaum – von Zeus als böser Gedanken initiiert war, der die Völker gerne noch weiter beim Abschlachten von seinem Berg Ida aus betrachten wollte.

Es gab also den Versuch einer Verkürzung des Krieges, die aber durch eine Vertragsverletzung torpediert wurde.

Auch Rabin wollte eine friedliche Lösung für Israel und Palästina haben, und was passierte – er wurde ermordet, zwar nicht durch einen Pfeil, sondern durch eine Kugel, aber vom Sinn her geschah hier 2.500 Jahre nach Troja dasselbe, was auch in Troja zum Dauerkonflikt geführt hatte.

Jetzt wissen wir also, wie Kriege entstehen, die Kombination von Machtspielchen und Eitelkeit ist die Mischung, aus der Kriege entstehen können.

Machtgier: Hitler wollte einfach noch mehr Land haben für die deutsche Bevölkerung, die sich wohl dann schneller über die ganze Welt ausbreiten sollte.

Wusste er, wie es Napoleon 1812 in Moskau ergangen war, nachdem er die Stadt kampflos einnehmen konnte? Napoleon wusste nicht, wie er das russische Reich regieren sollte, war an einem Ziel angekommen, das gar keines war und zog dann unverrichteter Dinge wieder den gleichen, nein, fatalerweise denselben Weg zurück, sodass er durch ausgeraubte Dörfer und symbolisch verbrannte Erde zog, mitten im Winter, sodass er ca. 180.000 Mann durch Kälte und durch Hunger verlor. Kutusow, der russische General, weigerte sich seinem Zaren Alexander I. gegenüber, eine Schlacht zu schlagen, weil er „keinen russischen Soldaten opfern wollte" in einer Situation, wo er sich ausrechnen konnte, dass die Franzosen durch Hunger und Kälte umkommen würden. Mein Lieblingsgeneral, der einzige, der nicht scharf auf Schlachten war, sondern der das Leben seiner Soldaten im Blickfeld hatte.

Im Römischen Reich hieß das: Si vis pacem, para bellum, möchtest du Frieden, rüste zum Krieg. Und Friedrich der Große von Preußen (1712 – 1786), geachtet von allen europäischen Präsidenten, Kanzlern und Kaiserinnen: „Die Kriegskunst ist für Preußen wichtig. Wenn man einen Krieg gewonnen und einen Frieden ausgehandelt hat, nützt man den Frieden dafür, den nächsten Krieg zu planen".

Also, ein weiteres Beispiel für die Gier nach mehr Land, nach willkürlicher Landnahme von einem Volk, das man für militärisch schwächer hält.

Die Neukonditionierung

Wir kommen zur Frage, wie man durch „karmische Abarbeitung" eine höhere Lebensqualität erreichen kann, durch die Auflösung von hinderlichen Glaubenssätzen und durch eine Form der Neukonditionierung.

Angenommen, ich würde zu der Erkenntnis kommen, ein Leben mit weniger Stress, weniger Ärger und mehr innerem Gleichgewicht und besonnener Gelassenheit (griechisch: sophrosyne, lateinisch = aequitas animae), würde meine Lebensqualität deutlich verbessern. Diese Erkenntnis kann vermutlich jeder ganz leicht nachvollziehen. Was genau müsste sich dann ändern?
In unserer Kindheit kopieren wir die Verhaltensweisen unserer Eltern einschließlich der dazu gehörigen mentalen Einstellungen, einschließlich aller Vorurteile, einschließlich den Verletzungen durch Traumata, die die Eltern erlitten haben und die sie gegebenenfalls zu verbitterten, abgehärmten, kaltherzigen, verschlossenen und ungerechten Menschen haben werden lassen. In diesem Beispiel, wo ein Kriegsgefangener (wie bei Borchert, draußen vor der Tür), nach 3-jähriger russischer Gefangenschaft 1946 wieder nach Hause kommt, kann man diese oben aufgezählten Eigenschaften sehr gut verstehen. Aber auch andere erlittene Traumata nach politischer Verfolgung und Folter hinterlassen bei den Betroffenen lebenslänglich schwere psychische Veränderungen.

Haben also Kinder einerseits ihren eigenen Charakter entwickelt, hat die Jugend die ältere Generation, vertreten durch die Eltern, kopiert und internalisiert, in ihrem Unterbewusstsein fest verankert, kommen die Zeitgenossen dran: Fernsehstars, Lehrer, Ärzte, Pfarrer und weitere Autoritätspersonen aus dem Bekanntenkreis.

Auch hier werden bei dem Kopiervorgang Vorurteile, falsche Ansichten und positive wie negative Eigenschaften kopiert. Die bekannteste Eigenschaft wäre, zu Freunden und zur Familie ist man freundlich und verhält man sich loyal, bei Außenstehenden kann man sich auch negative Eigenschaften leisten wie Neid, Eifersucht, Hass, negative Vorurteile, das Gefühl der Überlegenheit und anderes.

In dem Film Clockwork Orange von Stanley Kubrick wird eine Jugendgruppe gezeigt, die durch sinnlose Brutalität auffällt. Das Ziel ist, einen dieser Unholde umzuprogrammieren, und seine Brutalität durch die gleichzeitige Musik der Neunten von Beethoven auf Friedfertigkeit umzukrempeln. Letztlich gelingt dieser Umkonditionierungsversuch nicht.

1961 wurde in den USA die Frage gestellt, wie es möglich war, dass im Dritten Reich unter Hitler Millionen von Mitläufern generiert wurden, die alle als kleine Rädchen in einer groß angelegten Todesmaschinerie mitgearbeitet haben.

Das Milgram Experiment

Psychologen und Psychotherapeuten haben sich dann ein Experiment ausgedacht, bei dem der Gehorsam gegenüber einer Autorität getestet wurde. Es gab einen Lehrer, einen Schüler und einen Versuchsleiter im weißen Kittel, der die Autorität von Ärzteschaft und Gesundheitsverantwortung darstellte. Der Lehrer sollte einem Schüler Vokabeln vorlesen, die später auswendig wiederholt werden sollten. Wenn der Schüler etwas falsch sagte, sollte der Lehrer dem Schüler einen Stromstoß verpassen, jedes Mal einen stärkeren, sodass er von 25 Watt bis 450 Watt zulegen konnte. 450 Watt wurde als potenziell tödliche Stromdosis deklariert.

Bevor das Experiment startete, sprachen die Wissenschaftler darüber, wie viele der ausgesuchten Menschen, die den Lehrer spielten, bis 450 Watt gehen würden. 1%, 2% oder 3%? Bei der Auswertung waren es 60 % aller Menschen, die bis zur Marke 450 gingen, egal, wie stark der Schüler schrie, der auf seinem elektrischen Stuhl angebunden war.

Natürlich stockten alle Lehrer nach einer gewissen Zeit und fragten, ob sie das Experiment nicht abbrechen könnten, der Schüler würde ja ständig schreien und um das Ende des Experimentes bitten. Hier kam der Versuchsleiter und sprach immer das Gleiche, ohne sich auf eine Diskussion einzulassen: „Machen Sie weiter. Sie haben unterschrieben. Für Schäden übernehme ich die Verantwortung". Dies und der Eindruck, dass es sich um eine Autoritätsperson handelte (Krawatte, Kittel), schien bereits auszureichen, dass das Experiment weiter geführt werden konnte.

Das Großverbrechen des Holocaust konnte also nur dadurch gelingen, dass jeder einzelne den Eindruck hatte, dass er nur seine Arbeit korrekt verrichtete – der Polizist, der morgens um 4 Uhr mit dem schwarzen Wagen vorfuhr, um denunzierte Menschen mitzunehmen, die häufig für immer verschwanden (die schwarze Morgenmilch der Frühe aus dem Gedicht „die Todesfuge" des Dichters Paul Celan). Der Gefängniswärter, der die Türe öffnete und schloss, der Zugführer, der von Minsk nach Auschwitz fuhr, jeder machte seine Arbeit, ohne genau zu wissen, was er damit anrichtete. Erst im Lager wurden solche Menschen eingesetzt, die ideologisch vorgeprägt waren oder wurden, und die den Rassenhass dann repräsentierten. Diese Menschen wussten genau, was sie taten und mordeten mit der Begründung von Rassenhass, die heute kaum mehr nachzuvollziehen ist.

Wozu diese ganzen Geschichten erzählen?

Hier geht es darum, zu zeigen, dass Autoritäten eine große Rolle spielen, wenn es darum geht, Verhaltensweisen zu etablieren oder natürlich später wieder aufzulösen.

Drei Monate nach dem Experiment wurden alle Lehrer eingeladen, um sie zu befragen, warum sie an dem Experiment teilgenommen haben und warum sie einem Menschen, der ihnen nichts getan hatte, Schmerzen bis zum potenziellen Tod zugefügt haben. Die Antwort: Sie glaubten alle der Autorität des Versuchsleiters. Das Geld, 60 Dollar insgesamt, war so knapp bemessen, dass das für niemanden eine Motivation für das Experiment war. Alle wollten der Wissenschaft dienen. Bei dieser Gelegenheit wurden sie auch darüber aufgeklärt, dass der Schüler ein Schauspieler war, der also nicht geschrien hatte, weil er Schmerzen hatte, sondern der Schmerzen simuliert hatte. Und die scheinbar zufällige Auswahl, wer Lehrer und wer Schüler spielte, war auch gezinkt, denn beide Lose sagten „Lehrer", sodass die Rollen immer von vorneherein festgelegt waren.

Es geht hier also um die Beeinflussbarkeit, den Startpunkt für unsere Konditionierungen.
Wir werden also von den Eltern beeinflusst, wenn sie einen Sachverhalt mehrfach in der gleichen Weise darstellen. Wenn wir einen Sachverhalt sieben Mal hören, reagiert unser Unterbewusstsein mit der Information: Diese Information ist vermutlich richtig und kann geglaubt werden. Somit wird sie abgespeichert und wird Teil unseres Erfahrungsschatzes. Dieser Erfahrungsschatz von Werten wird bei jeder unserer Entscheidungen unbewusst herangezogen, wenn wir die Wahl haben, hierhin zu gehen oder dorthin zu gehen. Immer fragen wir unterbewusst unseren Erfahrungsschatz ab, und von diesem – und von sonst nichts anderem – hängt dann unsere Entscheidung ab.

Wollen wir uns also neu konditionieren, müssten wir unsere Erfahrungen auf richtig und falsch abklopfen und dann entscheiden, ob wir diese Erfahrungen weiterhin als Grundlage für unsere Entscheidungen akzeptieren, oder ob wir neue, neuere, bessere Erfahrungen statt der übernommen Erfahrungen setzen wollen.

Beispiel Flugangst

Eine Abiturientin aus Köln erzählte mir in Neuseeland, dass sie unter Flugangst leidet. Im kinesiologischen Test stellte sich heraus, dass sie diese Angst aus dem ersten Trimenon der Schwangerschaft ihrer Mutter mit ihr selbst im Bauch bezogen hat. Die Mutter hatte damals Angst, sie könnte erneut eine Eileiterschwangerschaft bekommen, die dann mit extremen Schmerzen notfallmäßig gynäkologisch operiert werden müsste. Nach dem dritten Monat war offensichtlich, dass es eine normale Einnistung gab und die Angst der Mutter verflog. Aber die Angst der Tochter blieb bestehen. Diese Angst äußerte sich später als Flugangst. Sprachlich könnte man sich das so merken, der Foetus hat Angst, aus dem Mutterleib rauszufliegen (als Fehlgeburt zu enden), und im täglichen Leben hat dieser Mensch dann Angst vor dem Fliegen.
Eine solche Angst kann man mit einem homöopathischen Mittel, mit

Arsenicum album D 100 Mio.

normalerweise gut auflösen. Falls man diese Angst der Mutter als traumatisch ansieht, würde man noch zwei weitere Mittel der Tochter geben:

Opium C 1000 und
Aconit D unendlich (für Todesangst).

Es ist also möglich, mit homöopathischen Frequenzen Ängste aufzulösen und somit eine neue Grundlage für die Angst – Konditionierung zu legen. Leider gab es damals keine Rückmeldung, sodass das genaue Resultat – eine erwartete fehlende Flugangst bei künftigen Flügen – nicht bestätigt werden konnte. Dennoch war es interessant, hier eine Ursache für eine sonst kaum zu erklärende Angst zu erfassen.

Eine Bestätigung ergab sich Jahre später, als ich bei einer Raucherentwöhnung einen 56 Jahre alten Mann traf, der noch nie ein Flugzeug bestiegen hatte – eben aus Angst. Auch bei ihm hatte die Mutter in den ersten drei Monaten der Schwangerschaft mit ihm erhebliche Ängste auszustehen – seine Eltern waren 60 und 40 Jahre alt, als seine Mutter mit ihm schwanger wurde. Alle Ärzte rieten sofort zu einer Abtreibung, weil bei dem „hohen Alter" bestimmt jede Menge Missbildungen zu erwarten waren. Es gab dann keine einzige Missbildung, aber die Ängste waren von der Mutter längst auf den Embryo übertragen worden, und so resultierte wieder die Flugangst.

Erste Lösungsmöglichkeit: homöopathische Frequenzen.

Kapitel 05

Die Umstrukturierung meistern

In den letzten Ausführungen hatten wir gesehen, wie es zur Zerstörung unserer menschlichen Werte kommen kann, zu Zwietracht, Neid, Eifersucht, Hass, Hoffart – wir reden uns ein, es gäbe zu wenig für uns, zu wenig Raum, zu wenig zu essen, zu wenig zu verdienen, dabei reichen die Ressourcen unserer Welt für viele Milliarden Menschen aus. Aber wir reden uns ein – oder lassen uns einreden – wir kommen zu kurz.
Was passiert? Eine schwere Retraumatisierung zu unserer Kindheit, in der wir tatsächlich immer wieder zu kurz gekommen sind, nicht, weil es nichts gab, wie zu Kriegszeiten, oder heute im Gazastreifen, sondern aus Nachlässigkeit der Eltern gegenüber den Bedürfnissen des Kindes.

Vielleicht aus Spaß, vielleicht aus einer Laune heraus, oder – vielmehr – aus den hinderlichen Glaubenssätzen heraus, die die Kinder bei ihren Eltern und die Eltern bei ihren Großeltern gehört und später internalisiert haben: Das Märchen von Hänsel und Gretel ist ein Beispiel dafür, dass einer Familie das Geld ausgehen kann, dass man mit Holzhacken und Holz verkaufen keine ausreichende Lebensgrundlage mehr hat und dass deshalb die beiden Kinder im dunklen Wald ausgesetzt werden müssen und verhungern sollen, weil der Lohn des Vaters nicht mehr ausreicht. Was für eine schreckliche Vorstellung. Falls beim Lesen dieses Märchens noch die Worte fallen, „So könnte uns das auch bald gehen, wenn die Geschäfte immer schlechter laufen", dann werden Ängste im Kind wach gerufen, die sich lebenslänglich einbrennen können.

Die Angst vor dem Mangel, eine tief liegende Wurzel für viele Ängste, für einen hinderlichen Glaubenssatz: „Es könnte bei uns nicht mehr zum Leben reichen" und für die lebenslängliche Angst vor Knappheit. Und wozu führt eine solche Angst? Zum Geiz, zum Festhalten, zum Horten von Eigentum, zu einem völlig verfehlten Zugang zur Großmut, zur Großzügigkeit, zur Freigebigkeit. Diese Ängste sorgen für Geiz und für Neid, wenn es anderen gut geht.

Also, wir kommen jetzt zu den Lösungsmöglichkeiten, nachdem wir uns lange bei den negativen Auswirkungen und negativen Eigenschaften von Menschen aufgehalten haben.

Alle Ängste und auch die meisten Verhaltensweisen haben ihren Ursprung in der sozialen Konditionierung, in der sozialen Vererbung, die Kinder von den Eltern übernehmen.
Unabhängig von den Bedingungen und Umständen, die bei vielen Menschen in vieler Hinsicht mangelhaft gewesen sein mögen, wäre es denkbar, dass die Kinder trotzdem optimistisch und fröhlich bleiben, auch wenn der Mangel ein tägliches Thema ist.

In Bombay (heute Mumbai) hatte ich die Möglichkeit, durch mehrere Slums zu gehen, um einmal im eigenen Bauch zu erleben, wie es sich anfühlt, inmitten völlig unzureichender „Baulichkeiten", Zelten aus Planen und Zeitungspapier, herumzuirren und zu sehen, wie dennoch die Kinder mit leuchtenden Augen der Zukunft entgegensehen. Ein Widerspruch, den wir bei uns in Europa so nicht sehen können, weil uns der innere Kern des unumstößlichen Optimismus fehlt.

Die Neukonditionierung

Falls wir also den hinderlichen Glaubenssatz in uns tragen, „Ich komme immer zu kurz" - vermutlich eine Situation, die wir bei vielen Menschen erkennen können – wäre eine Analyse wichtig. Der Patient, der Klient, der Betroffene ist ja noch am Leben, also hat es zum Hungertod letztlich nicht gereicht. Objektiv gibt es ausreichend abgesicherte Verhältnisse, es gibt Arbeit, ein Gehalt, sonst Hartz 4, und die Grundbedürfnisse des Lebens können befriedigt werden. Dennoch regiert das Gefühl „Ich komme immer zu kurz" jede Entscheidung unseres Lebens.

Falls wir also erkennen können, dass der Glaubenssatz und unsere Lebensphilosophie nicht direkt zusammen passen, sondern dass es sich bei einem hinderlichen Glaubenssatz um eine Konditionierung handelt, kann ich mir mit einer

<u>Klopftechnik am Dünndarm 3</u>

einen befreienden Glaubenssatz einklopfen. In diesem Fall: „Es ist immer ausreichend für mich gesorgt". Falls wir diese Klopftechnik nutzen, den Satz laut und deutlich aussprechen, erreicht uns dieser Satz im Thalamus, einem emotionalen Zentrum im Zwischenhirn, sodass hier hinderliche Glaubenssätze gelöscht und befreiende Glaubenssätze in unserem emotionalen Gebäude aus- und eingebaut werden können.

<u>Der Haltungs Komplex Z</u>

Eine zweite Möglichkeit wäre der Versuch mit homöopathischen Frequenzen: Hier geben wir Arsenicum album D 100 Mio., um die Ängste „auszuleiten", Stramonium D 100 Mio., um die alten Glaubenssätze und Fehlvorstellungen loszulassen.

Zusätzlich geben wir einen positiven Impuls, indem wir den Haltungskomplex Z eingeben, mit den besonderen Einstellungen, die uns potenziell angstfrei machen können.

Hinderliche Glaubenssätze D 1000

Zusätzlich können wir „hinderliche Glaubenssätze D 1000" eingeben, um alle hinderlichen Glaubenssätze pauschal zu entkräften oder aus unseren Vorstellungen zu entlassen.

Neukonditionerungs Komplex Z

Im Neukonditionierungs Komplex Z finden wir das Mittel, das Kränkungen auflöst, Ignatia D 100 Mio., das klare Erkennen von dem, was wir wollen und was wir nicht mehr wollen. Zusätzlich enthält der Komplex Z die Lebensbestätigung D 30, die die fehlende Lebensbestätigung durch Eltern und andere Autoritätspersonen ausgleichen kann. Er enthält die Selbstfürsorge im Selbstfürsorge Komplex Z, die Selbstsicherheit im Selbstsicherheits Komplex Z und die Selbstsabotage D 30, die unseren inneren Saboteur schwächen soll, der immer dann, wenn es uns gut geht, dafür sorgt, dass wir Fehler in unserer Lebensführung machen. Diese führen zu einem schlechteren Lebensgefühl, so, als ob wir uns selbst nicht erlauben würden, dass es uns gut geht – weil es den anderen noch nicht so geht, wie es sein könnte, oder aus anderen skrupulösen Gründen. Er enthält den Zuversichts Komplex Z mit dem Hoffen auf Wunder D 100 Mio. und den Friedens Komplex Z, sodass wir Frieden mit uns selbst schließen könnten – die Voraussetzung, dass dieses Unternehmen auch mit anderen Menschen funktionieren mag. Schließlich finden wir in diesem Komplex auch den Vergebungs Komplex Z, den von vielen Menschen ungeliebten Komplex, der uns befähigen soll, erlittenes Unrecht zu vergeben – eine Haltung, die uns in der Gesellschaft nicht gerade vorgelebt wird, die aber wichtig ist, um unsere innere Befreiung voran zu bringen.

Damit verbunden ist dann letztlich die Entfaltung unserer Gesundheit. Die von uns gewünschte Neukonditionierung führt in eine positive Richtung, die uns befähigt, alles Vergangene – Unrecht und Ungerechtigkeit – hinter uns zu lassen.

Dieser Impuls richtet sich also in erster Linie gegen die sozialen Konditionierungen, die „Muster", wie es in der psychologischen Literatur heißt, die eintrainierten Verhaltensweisen, die wir unbewusst von den Alten übernommen haben, ohne sie zu hinterfragen. Jetzt dürfen wir sie hinterfragen, und falls sie uns an unserem inneren Glück behindern, dürfen wir sie über Bord werfen.

Der Akteur ist hier das Zwischenhirn mit Thalamus und Hypothalamus, angeschlossen ist die Hypophyse, der Dirigent im Konzert der Hormone, wie es etwas poetisch heißt, und daher können wir als Organpräparate noch hinzufügen:

Scheitelchakra D 30, Stirnchakra D 30, Zwischenhirn D 30, Großhirn D 30, Thalamus D 30, Hypothalamus D 30, Hypophyse D 12.

Im Buddhismus werden diese Eigenschaften in Zweiergruppen eingeteilt,
Freigebigkeit hinein, Gier (Anhaftung) hinaus,
Liebe hinein, Hass (Ablehnung) hinaus,
Erkenntnis hinein, Unwissenheit hinaus.

Falls man diese Meditation intensivieren möchte, kann man sich zu den abstrakten Begriffen noch rote und weiße Kanäle vorstellen, die von den Nasenöffnungen über den Gaumen rechts und links der Wirbelsäule nach hinten ziehen und auf der Höhe des Steiß eine U – förmige Verbindung eingehen. Eine genaue Beschreibung mit einer Zeichnung findet sich in meinem Buch über Alphatechniken.

Auch hier wird eine Neukonditionierung geschaffen, die uns nach und nach von innen her aufklaren lässt.

Die Philosophie des altruistischen Egoismus

Falls ich mich also frage, wie die Welt aussehen soll, damit ich mich persönlich am wohlsten fühlen würde, – eine besondere Form der egoistischen Fragestellung – könnte ich antworten: Mir geht es am besten, wenn es allen anderen um mich herum möglichst gut geht. Warum? Dann kommt am wenigsten Neid auf, am wenigsten Eifersucht, am wenigsten Hass und andere negative Gefühle, wenn jeder sieht, aha, Heinrich Zeeden geht es gut, aber mir geht es genau so gut, auch bei anderer Konstitution und anderer Interessenlage – also können wir friedlich nebeneinander leben. Der Wunsch, dass es anderen gut gehen möge, wäre ein altruistischer Wunsch. Wir haben hier also einen altruistischen Wunsch, um selbst einen möglichst spannungsfreien Egoismus leben zu können. Falls man diese Worte wählen würde, wäre das die Essenz eines altruistischen Egoismus: Den anderen soll es gut gehen, damit es mir selbst möglichst gut geht.

Ist das noch ethisch, oder schon verwerflich?

Das Streben nach Glück, Zufriedenheit, Harmonie, innerer Freiheit und im weitesten Sinne Vollkommenheit ist ja in jedem Menschen angelegt, mehr oder weniger deutlich zu spüren bei jedem Menschen, sodass es hier genau genommen nicht um einen Egoismus geht, der ja im wesentlichen negativ definiert ist: Es soll einem selbst besser gehen auf Kosten der anderen. Das ist Egoismus, wie wir ihn zu verstehen gelernt haben. Es geht hier also nicht um Narzissmus, Selbstbeweihräucherung oder Scheinheiligkeit, sondern darum, das Glück in einem selbst zu finden.

Falls man es sehr eilig hat, das innere Glück zu finden, kann man zusätzlich zu den oben genannten Wegen noch den Weg der Visualisierung gehen.

Die Visualisierung als Wegbegleiter zur besseren Lebensqualität

Im tibetischen Buddhismus gibt es eine Abteilung, die sich mit der Realisierung von inneren Vorstellungen befasst. Hierbei werden meistens buddhistische Gottheiten visualisiert, die besondere Eigenschaften darstellen oder bedeuten.

Möchte man also sein Mitgefühl, seine Empathie stärken, wird man Chen Resi, Sanskrit Avalokisteshvara, visualisieren, mit allen seinen Attributen. Ist man mehr an der Weisheit und dem Erkennen, dem Durchblick interessiert, würde man ein Bild des Manjushri visualisieren. Geht man davon aus, dass alle positiven Eigenschaften im historischen Buddha vereinigt sind, kann man einen Buddha Shakyamuni visualisieren und sich mit ihm identifizieren.

Letztlich kommen alle Menschen, die die visuelle innerliche Vorstellung zu Hilfe nehmen, zum gleichen oder vergleichbaren Ergebnis, zu einer inneren Ruhe, die sich so verstärkt, dass man immer weniger schnell aus seiner Mitte kommt, bis die persönliche Mitte mit der Mitte des Lebens in Übereinstimmung steht, sodass es nur noch eine Art karmischer Kongruenz gibt, die nichts mehr von Leidhaftigkeit an sich hat.

Der Haltungs Komplex Z

Falls wir also eine Haltung anstreben, die wir den Buddhas zuschreiben, die wir aber selbst noch nicht verwirklichen können, weil wir noch zu sehr im Spannungsfeld von Gegensätzen leben, können wir zunächst den Haltungs Komplex Z meditativ aufarbeiten.
Ein Charakteristikum der dritten Dimension, in der wir uns befinden, besteht darin, dass wir durch die Struktur unserer Sinnesorgane hinsichtlich der wahren Existenzweise der Welt getäuscht werden.
Gegenstände, die aus rotierenden Atomen und Molekülen bestehen, halten wir für stillstehend und beständig, während sie unruhig und unbeständig sind. In unserer Vorstellung ist ja alles möglich, also nutzen wir diese Fähigkeit, um uns vorzustellen, wir wären schon in unserer Vollkommenheit weit fortgeschritten.

Eine dieser Haltungen „der Zukunft" heißt:
Es gibt nichts zu tun, alles geht von selbst.
Zunächst denken wir humoristisch an die Heinzelmännchen von Köln, an das Gedicht
Wie war zu Köln es doch vordem
Mit Heinzelmännchen so bequem!
Denn, war man faul, man legte sich
Hin auf die Bank und pflegte sich.

Der Kern dieser Aussage bedeutet, dass wir alles gedanklich regeln können und im Bereich der physischen Welt nur noch gedanklich agieren. Davon sind wir vermutlich noch weit entfernt, aber wenn wir auch nur diesen Spruch hören, entspannt sich ganz von selbst alles in unserem Körper und wir gleiten in einen hypnotisch anmutenden lockeren Zustand hinein, in dem sich wiederum Gesundheit und Mittigkeit etablieren können.

Eine Form dieser gedanklichen Beeinflussung der Welt kennen viele von uns: Die Parkplatzsuche. Stellen wir uns vor, dass wir einen Parkplatz finden an einer Stelle, wo man normalerweise mit einem Parkplatz Pech hat, kann man sich gedanklich vorstellen: Dort finde ich einen Parkplatz. Und falls alle Parkplätze besetzt sind, könnte ein Wagen ausparken, sodass wir nur noch einfahren müssten. Das geht bei so vielen Menschen gut, dass man hier von einer gedanklichen Beeinflussung der konventionellen Welt sprechen kann. Falls wir weiter gehen, können wir über diesen Mechanismus noch viel mehr Einfluss auf die Welt, aber auch auf uns selbst ausüben.

Ein ungewöhnliches Beispiel für diese „Parkplatzsuche mit Vorbestellung" erlebte ich 2023 in Zug. Wir waren unterwegs zum Bahnhof, von wo aus ich nach Lübeck fahren sollte. Auf dem Parkplatz gab es keine freie Lücke, nur ein Auto stand noch wartend in der Nähe, um auf einen ausparkenden Wagen zu warten. Tatsächlich, genau vor uns parkte ein Auto aus, aber wir dachten, wir lassen den Wagen vor, der schon länger auf diese Gelegenheit gewartet hatte. Unglaublicherweise winkte uns der wartende Wagen in die Lücke und suchte sich einen anderen Parkplatz.

Hier schien es also besonders eklatant, dass unsere „Vorbestellung" ernst genommen wurde und sich sogar auf die Höflichkeit, Freundlichkeit und Zuvorkommenheit einer anderen Person auswirkte.

Kapitel 06

Wie generiere ich eine bessere Lebensqualität?

Wie sieht das Endprodukt von Lebensqualität aus?

Die Antwort aus dem antiken Rom

Die römische Antwort aus der Antike gibt eine von vielen möglichen Antworten:
Am Lebensende auf eine harmonisch gestimmte Familie „herabsehen" – mit Zufriedenheit und Harmonie in der Familie leben.
Und es wird davor gewarnt, sich vorzeitig glücklich zu schätzen, bevor man sich auf's Sterbebett gelegt hat. Immerhin wird bei Herodot mitgeteilt, dass Polykrates auf Samos in seinem Leben nur Positives erlebt hat, er war privat und wirtschaftlich immer sehr gut gestellt. Der ägyptische König warnte ihn davor, sich zu sicher zu geben, mit den Worten:
„Noch keinen sah ich glücklich enden, auf den mit immer vollen Händen die Götter ihre Gaben streu'n".
Als Polykrates daraufhin seinen schönsten Ring opfert und ihn ins Meer wirft, kommt in den nächsten Tagen der Koch, der den Ring in einem gefangenen Fisch gefunden hat und sagt zu ihm, „ihn fand ich in des Fisches Magen, oh, ohne Ende ist Dein Glück". Der Ägypter daraufhin: „Die Götter wollen Dein Verderben, fort eil' ich, nicht mit dir zu sterben, und sprach's und schiffte schnell sich ein".
Dank sei Schiller, dass er das gruselige Ende des Polykrates nicht auch noch in das Gedicht „Der Ring des Polykrates" aufgenommen hat. Vom Festland kamen Betrüger, die ihm eine Kiste Gold in Aussicht stellten, wenn er ans Festland käme.

Dort wurde er ergriffen und ans Kreuz genagelt, mit Aussicht auf seine schöne Insel Samos, die man vom Festland aus sehen konnte. Also, im Leben hatte er viel Glück gehabt, nur war er durch eine List zum Schluss böse geendet.

Ein Punkt für eine gute Lebensqualität: Eine harmonische Familie, Erben ohne Streitpotenzial, Freundschaft untereinander ist wichtiger als finanzielle Vorteile.

Die chinesische Staatsweisheit

Die alten Chinesen hatten bereits um 3000 vor Christus ihre Schrift erfunden und bereits weise Texte erstellt. Der Kaiser Shun (nachzulesen in: chinesische Staatsweisheit, Insel Verlag), sagte zu seinen Ministern: Ehe ich mein Land regiere, gehe ich hin und regiere meine Stadt. Und bevor ich meine Stadt regiere, gehe ich in mein Haus und schaffe dort Ordnung. Und bevor ich das tue, gehe ich zu mir selbst und ordne mich selbst. Erst dann kann ein Land gut regiert werden.
Die Quintessenz

Erst muss man mit sich selbst eins sein, seine Mitte gefunden haben, bevor man die Macht erhält, um eine Stadt und ein Land zu regieren.

Lebensqualität gelingt nur, wenn man mit sich selbst eins ist.

Die Sorge um den Nächsten

Wenn man den Weg des altruistischen Egoismus geht, würde man dafür sorgen, dass es allen anderen Menschen möglichst gut geht.

Man würde wie der Samariter im Neuen Testament auch für jene sorgen, die einer Bevölkerungsgruppe angehören, die nicht mit dem eigenen Stamm befreundet ist.
Man würde wie die Jesuiten bei einem gemeinsamen Mahl dafür sorgen, dass der Nachbar rechts und links immer etwas auf dem Teller hat. Erst dann kann man mit einem guten Gefühl satt werden und sich satt fühlen.
Erst, wenn es allen anderen möglichst gut geht, kann man selbst eine maximale Lebensqualität erreichen.

Die Vorbilder

Auf dem Weg zur Vollkommenheit, mental, aber auch in Künsten wie Technik oder Medizin, ist es wichtig, eine vollständige Einheit zwischen sich und der Kunst zu schaffen. Hierfür eignet sich zunächst eine Identifikation mit einem Vorbild. Im Buddhismus sind das Vorbilder in Buddhagestalt, im Shintoismus und Zen Buddhismus kann das auch ein Roshi Meister (ein Zen Meister) sein, in allen Lebenslagen kann das ein Mensch sein, der die hohen Ideale bereits verkörpert. Diese Identifikation hilft einem, gewissermaßen in die Haut eines „aufgestiegenen Meisters" zu schlüpfen und dessen bereits gefestigte Charaktereigenschaften anzunehmen. Haben wir vollendete Vorbilder, können wir uns mit diesen identifizieren, um rasch eine hohe Lebensqualität zu erreichen.

Hier ende ich mit den „Endergebnissen" und betrachte noch einmal die Voraussetzungen und die Wege, die beschritten werden können, um ein möglichst hohes Maß an innerer Ausgeglichenheit zu erreichen, die dann letztlich die Grundlage für ein dauerhaftes Glücksgefühl darstellt.

Einige gute Voraussetzungen für eine hohe Lebensqualität

Die Selbstakzeptanz

Zunächst üben wir die Selbstfürsorge ein, indem wir gut für uns selbst sorgen, spirituell, mental, in unseren Gedanken und schließlich in dem, was wir sagen und tun. Danach kommt die Selbstakzeptanz dran, und schließlich die Selbstliebe. Erst wenn wir bei der Selbstliebe gute Fortschritte machen, können wir auch andere Menschen mit anderen Gedanken, anderen Idealen und anderen Standpunkten akzeptieren und lieben.

Müssen wir das Böse akzeptieren und lieben? Diese wichtige Frage schneidet uns tief ins Fleisch. Wie kann man eine vollständige Akzeptanz erreichen und gleichzeitig das Böse zulassen, das es ja im christlichen Kanon zu bekämpfen gilt?

Im Taoismus besteht der Kampf in unserem Inneren darin, dass wir zur Akzeptanz finden.
Im Tao Te King von Lao Tse finden wir die entsprechenden Verse innerhalb jener 81 Sentenzen, die uns das Unaussprechliche nahebringen wollen. Ähnlich wie die Leerheit im Mahayana Buddhismus eine schwierige Vorstellung ist, weil wir uns Leere oder Abwesenheit schlecht vorstellen können und bei der gedanklichen Meditation ins Gegenteil verfallen, wie bei dem Beispiel: „Denken Sie bitte jetzt NICHT an einen rosa Elefanten“. Damit induzieren wir den Gedanken eines rosa Elefanten, der uns dann nicht mehr aus dem Kopf geht.

Also, das Problem der Abwesenheit ist keineswegs leicht zu lösen.

Wir könnten uns also die Welt ohne das Böse vorstellen. Geht das? Leicht. Also starten wir den Tag mit viel Optimismus und mit der Vorstellung, die Welt könnte ohne Schwierigkeiten von jetzt auf gleich schön, strahlend, liebevoll, friedlich sein und sich auf dem Weg der Vollkommenheit befinden.

Kapitel 07

Wie generiert man Lebensqualität?

Einige gute Voraussetzungen für eine hohe Lebensqualität

Eine der wichtigsten Fragen in unserem Leben ist vermutlich die Frage,

Wie löst man Kränkungen auf?

Falls uns das gelingen sollte, wäre das größte Ärgerpotenzial in uns erloschen und wir könnten mit viel größerer Freiheit und mit weniger Ballast in die Zukunft schreiten, große Projekte vornehmen, oder einfach mit weniger Ärger friedlicher leben. Hierzu wiederhole ich einen Gedanken, der schon früher einmal aufgetaucht ist in unseren Webinaren.

Wir nehmen zur Vorbereitung das Mittel

Ignatia D unendlich ein,

das Mittel, das Kränkungen und Widersprüche sehr gut auflösen kann oder durch eine Erstverschlimmerung mit Wut und Zorn zu einer Lösung führt.

Der zweite Schritt ist die Erinnerung an alles Böse, das wir erlebt haben, und wir beginnen mit unserer ersten Erinnerung – oder noch besser, mit jenen Kränkungen, die uns durch die Eltern oder Großeltern erzählt und vermittelt worden sind, und versuchen, uns diesen Problemkreisen zu nähern.

Wir stellen uns also eine Situation vor, wir haben als Kind auf eine Frage nach dem Töpfchen möglicherweise gesagt, wir müssen nicht pinkeln, und zwei Minuten später läuft der Urin auf den Boden. Mit zwei oder drei Jahren wäre so eine Reaktion ja durchaus möglich. Anschließend also die Standpauke, die dazu führt, dass das Kind von einer prächtigen Entwicklung in eine mickrige Entwicklung abknickt, keinen Appetit mehr hat, die Lebenslust verloren hat und jetzt lustlos dahin vegetiert, jedenfalls für einige Zeit.

Der dritte Schritt wäre die Bereinigung unserer gestörten Gefühlswelt.

Wir kommen jetzt zu meinem Grundsatz: In erster Linie behandeln wir Gefühle. Welche Gefühle waren damals in der erzählten Situation wohl vorhanden? Scham, dass einem etwas passiert ist, was nicht passieren darf, jedenfalls aus Sicht der Erwachsenen. Diese glauben also, wir hätten gelogen, hätten absichtlich etwas Falsches gesagt.
Für Scham nehmen wir Tuberculinum KOCH alt D 100 Mio.,
Für das Gefühl, falsch beurteilt zu werden nehmen wir Hyoscyamus D 100 Mio.,
Für den Schock, dass wir bestraft werden und wissen nicht, warum, nehmen wir
Opium C 1000 und Aconit D unendlich (ein riesen Schreck, eine plötzliche und unerwartete Reaktion),
Für das Gefühl, abgelehnt zu werden, alleine zu sein, hilflos, keiner hilft dem Kind:
Caladium D 100 Mio.,
Palladium D 100 Mio. und
Acidium nitiricum D 100 Mio.

Falls wir jetzt noch nach Geert Hamer den Konflikt herausfinden können, der uns nach diesem Schock erwischt, könnten wir auf einen Trennungskonflikt stoßen, denn das Pinkeln trennt uns von der Erzieherin, unserer Mutter und unserem Vater, die nicht helfend eingreifen und somit auf der Seite der Erzieherin stehen, die das Unglück verursacht haben mag.

Schließlich können wir uns noch die unterdrückte Wut des Kindes vergegenwärtigen, denn die Schläge, die es vielleicht gesetzt hat, rufen ja unsere Wut hervor, das Gefühl, ungerecht behandelt zu werden, das aber nicht umgesetzt werden kann, weil ein Dreijähriger sich nicht gegenüber einem Erwachsenen durchsetzen kann (außer er hat die Konstitution von Conium, schlägt, beißt und schreit, ohne Rücksicht auf Strafe oder Isolierung). Für die unterdrückte Wut benötigen wir das Mittel

Lycopodium D 1000.

Und dann nehmen wir uns noch das Gefühl vor, ungerecht behandelt worden zu sein, und geben

Causticum D 1000.

Mit diesen Mitteln könnten wir nachträglich das innere Gleichgewicht wieder hergestellt haben, das in unserem Beispiel so empfindlich verletzt worden ist.

Der vierte Schritt wäre dann die Vergebung.
Auch wenn alles lange her ist, und wir denken, wir wären vielleicht über diese schwere Kränkung längst hinweggekommen, es wäre „Gras darüber" gewachsen, schwelt der Konflikt möglicherweise auch noch Jahrzehnte später in uns und zeigt Symptome, die wir nicht zuordnen können. Aus diesem Grunde halte ich die vorbereitenden Mittel für die Vergebung für sinnvoll und notwendig:

Vergebungs Komplex Z
und
Familienaufstellung D 1000.

Jetzt können wir an das Ritual gehen und allen Personen, die an unseren früheren Kränkungen beteiligt sind, vergeben, mit der Begründung, dass sie vermutlich damals versucht haben, das Beste für uns zu machen oder es nicht besser wussten und ihrer eigenen sozialen Vererbung gefolgt sind, weil sie von ihren Vorfahren genau so behandelt wurden, wie sie jetzt den kleinen Jungen behandelt haben.

Eine weitere Voraussetzung für eine hohe Lebensqualität

Auch wenn über das Phänomen der Rechtsdrehung, der Wechseldrehung und der molekularen Rechtsdrehung nach meiner Kenntnis so gut wie nichts bekannt ist, und auch die physikalischen Versuche hierzu noch vollständig fehlen, scheint es entsprechend hunderter von kinesiologischen Test so zu sein, dass hinsichtlich der Drehrichtung der Aura die Rechtsdrehung positiv, stärkend, richtig ist, und die Linksdrehung der Aura eher schwächend wirkt, oder eine Schwäche mit Therapieresistenz darstellt.

Aus diesem Grund gehört zur allgemeinen Gesundheit eines Menschen und letztlich auch zur Stabilisierung von Lebensqualität eine korrekte Drehrichtung der Aura, der Organe und auch der Moleküle, um eine vollständige Verträglichkeit mit den Nahrungsmitteln, aber auch mit allen anderen Lebewesen zu ermöglichen.

Falls alle Menschen sich an einem gleichen Tag die Rechtsdrehung D 1000 einstreichen würden, könnte es sein, dass plötzlich die gemeinsame Drehrichtung wie ein Konzert in einem Opernhaus eine Gleichrichtung aller Auren bewirken würde. Somit wären die persönlichen Gegensätze so weit abgeschwächt, dass wir plötzlich alle uns wieder wie Brüder und Schwestern fühlen, die wir genetisch ja auch alle sind. Es wäre eine Art Weltverbrüderungstag. Oder ein Weltverschwisterungstag. Oder ein Weltverschwesterungstag. Kann man sich verschwestern? Wir lassen diese semantische Frage heute einmal offen.
Also, die Rechtsdrehung aller Lebewesen wäre eine wichtige Voraussetzung für eine stabile Lebensqualität.

Der gesunde Menschenverstand

Experimente zeigen, dass es einen Herdentrieb gibt, der dazu neigt, dass wir Menschen das für richtig halten, was die Mehrzahl der Menschen denkt, redet oder tut. Eine sehr gute Ausrede, wenn alle das Falsche und das Unrechte tun, da kann man sich dann zurücklehnen und sagen: Alle anderen haben das ja auch gemacht, also dachte ich, das muss natürlich richtig sein.

Bei den Gottesbeweisen kommt in der russischen Version das Argument vor: Weil Rubljow die Heilige Dreifaltigkeit gemalt hat, deshalb muss es Gott geben. Als ob dieser geniale Maler Rubljow Gott persönlich gesehen hätte. Es geht weniger um Beweis oder Gegenbeweis, es geht hier darum, dass die Annahme, die Mehrzahl der Menschen macht das Richtige, natürlich so nicht akzeptiert werden kann. Jeder ist dazu aufgerufen, seinen eigenen schlauen Kopf, sein eigenes Urteilsvermögen einzusetzen, um eine Sache zu beurteilen. Es geht nicht an, dass wir unser Urteilsvermögen delegieren.

Lebensqualität hat also auch mit Authentizität zu tun, mit Ehrlichkeit und Aufrichtigkeit, mit der Erkenntnis, was ist richtig und was ist falsch. Selbst wenn verschiedene Kulturen andere Maßstäbe haben, darf auf den eigenen Kopf nie verzichtet werden.

Kapitel 08

Worüber definieren wir uns?

Das ist eine interessante Frage. Nach Greg Braiden kommt unsere Lebensqualität zustande durch das, was wir über uns denken und was wir über uns fühlen.
Worüber könnten wir uns definieren?

EINS
Früher war eine wichtige Definition die Herkunftsfamilie – war man hochadelig, mitteladelig, niedrig adelig, oder früher einmal adelig, hatte den Adel aber verloren, oder war man beim Militär aufgestiegen?

ZWEI
Gab es einen Beruf, der sich über mehrere Generationen etablierte, erweiterte und zu Reichtum und Weitläufigkeit gestaltet hat, wie eine Druckerei, die der Ururgroßvater gegründet hat, und die jetzt, in der vierten Generation, weltweite Aufträge hat und so zu Ruhm und Ehren gekommen ist? Das wäre dann eine Definition über den Beruf plus der Tüchtigkeit von mehreren Generationen.

Unter anderem gibt es bei diesem Modell ein schwer wiegendes Problem. Wenn die nächste Generation weniger begabt ist, wie kann man dann ein großes Geschäft oder eine Firma einem Nachkömmling vermachen? Oder wenn die Fähigkeiten da sind, aber das Interesse vom Familienbetrieb weg driftet. Zusätzlich gibt es noch das Problem, dass immer der älteste den Betrieb übernehmen soll, und die jüngeren Geschwister dann ausbezahlt werden müssten, egal, wie die Begabungen verteilt sind.

DREI
Oder man kann sich über seine nächsten Bekannten definieren, die vielleicht berühmt sind und sich in deren Licht sonnen, sodass man gewissermaßen ein Nichts ist, aber sich mit fremden Federn schmückt.

In dem altehrwürdigen Hotel Waldstätter Hof in Brunnen am Vierwaldstätter See gab es vor wenigen Jahren ein 150 jähriges Jubiläum, und zu dieser Feier wurde ein Buch mit den interessantesten Geschichten dieses Hotels gedruckt. Dieses Büchlein enthielt eine Erzählung, die an den Hochstapler Felix Krüll von Thomas Mann erinnerte. Ein stattlicher Herr checkte ein, mit Fahrer, und statt seine eigene Visitenkarte abzugeben, sagte er nur, er sei der Bruder von Karl Lagerfeld. Das schien alle Menschen völlig zufrieden zu stellen, denn Lagerfeld war ja der bekannteste Modeschöpfer und Multimillionär. So benötigte dieser Mensch keine eigene Visitenkarte! Abends lud er alle anwesenden Hotelgäste in der Bar zu einem Drink nach dem anderen ein, ließ alles auf sein „Zimmer" schreiben, und als er am Abreisetag nicht aufzufinden war, war er schon zwei Stunden vorher durch einen Hintereingang entwichen und blieb die Rechnung schuldig.

Auch das ist eine Art, sich zu definieren.

Wir haben also den Stand, den Beruf und die berühmten Bekannten oder Verwandten, die in unserer Vorstellung gewissermaßen für seine Identität und Zahlungsfähigkeit bürgen.

VIER
Wie würde sich ein Obdachloser definieren? Da wird es schon sehr viel schwieriger. Wie wird man Obdachloser, und welche Qualitäten kann man vorweisen, über die man sich definieren kann?

Obdachlos wird man in erster Linie aus Protest gegen die herrschende Gesellschaft, gegen die Gesellschaftsform, durch zahlreiche Benachteiligungen im Leben, die man in der Kindheit erdulden musste, zu wenig Wohnraum, zu wenig individuelle Entwicklung, zu wenig Wissen, das über die Eltern oder die Schulkameraden bezogen wird und durch soziale Isolierung. Schließlich hat man die Hoffnung auf eine faire Gesellschaft vollständig verloren, will mit ihr auch nichts zu tun haben, verweigert auch einen regelrechten Broterwerb und verlässt sich dann lieber auf die Hilfs- und Spendenbereitschaft von Passanten.

Das wäre die Definition über die Verweigerung.

Tatsächlich hatte ich einmal vor vielen Jahren eine Statistik gelesen, aus der hervor geht, dass Bettler nicht unbedingt arm sein müssen, sondern tatsächlich auch Konten mit 10.000 DM (damals) und mehr haben konnten. Hier wäre die Begründung: Verweigerung der Teilnahme an der Gesellschaft (durch Verachtung, Zorn, Wut, Erfahrungen der Ungerechtigkeit und der Diskrimination).

Nachdem wir also überlegt haben, mit welchem Hintergrund wir uns innerlich identifizieren, können wir uns überlegen, welche Werte wir für uns in Anspruch nehmen.

Beim Standesdünkel sind es die Verdienste der Vorfahren, die sich von höchster Stelle als Adel manifestieren konnten. Hier ist also kein eigener Verdienst erforderlich. König Friedrich der Große von Preußen hat das einige Male sehr deftig formuliert, in dem Sinne: Mir ist ein gescheiter einfacher Soldat lieber, als ein Grafensohn, der nichts gelernt hat und zu nichts taugt. Auf was kann sich also ein Graf innerlich stützen?

Vielleicht denkt er: Ich bin adelig geboren, also bin ich großartig, auch wenn ich nichts gelernt habe und nicht weiß, was ich leisten soll oder wie ich meinem Vaterland dienen soll. Diese Einstellung eines „Lotterlebens", in dem man den Reichtum der Vorfahren sinnlos verprasst, ohne sich über den weiteren Sinn des Lebens Gedanken zu machen, finden wir in dem großartigen russischen Gedichtwerk, das aus mehreren hundert 14-Zeilern besteht, eine Versform, die es früher nie gab und die entsprechend nach dem Schöpfer dieser kulturellen Enzyklopädie benannt wurde. Es handelt sich um Eugen Onegin von Alexander Sergejewitsch Puschkin, dem größten Erzähler der russischen Literatur, der, berechtigt oder nicht, allen anderen Schriftstellern gegenüber hoch gehoben wird. Also, Eugen Onegin ist ein Zeitverschwender aus dem Adel, der sich ein Leben lang langweilt, von Ball zu Ball tanzt, von Liebschaften auch bald genug hat und nun ohne Sinn und Verstand durchs Leben schlendert und erst aufwacht, als er in einem Duell einem Freund, seinem besten Freund überhaupt das Leben nimmt. Puschkin (1799 bis 1837) weist hier natürlich sozialkritisch darauf hin, dass die Gesellschaft im 18. und 19. Jahrhundert für junge Menschen kaum Ideale bereit hält, an denen sie sich festhalten können.

Die Preisfrage wäre, wie wir erreichen können, gut über uns und die Mitmenschen zu denken, auch wenn viele es offensichtlich nicht verdienen.
Was genau bewirken aber unsere Gedanken? Unsere Gedanken der Gegenwart gestalten bereits die Zukunft, nicht nur durch den Denkvorgang alleine sondern aus allem, was aus einem positiv formulierten Gedanken folgt – die Worte und die Taten.

Die Bedeutung einer Gedanken- und Wortkultur

Daher ist eine Gedankenkultur ähnlich wichtig wie eine Wortkultur. Falls wir Wörter wie verdammt oder wahnsinnig in unserem Wortschatz haben, die dort eine Art negatives Eigenleben führen, sollten wir diese, ähnlich wie auch Scheiße und andere Unwörter, sorgfältig aussortieren, beschließen, sie nie mehr zu verwenden, egal, wie unglücklich eine Situation sein mag. Man kann auch schlechte Dinge positiv beschreiben, auch ohne schädigende Adjektive. Denn wem schaden die Gedanken und Worte? Der Welt? Oder in erster Linie uns? Natürlich uns selbst. Wie sollen wir zu einem gewissen Reinheitsgrad kommen, wenn wir schmutzige Wörter benutzen? So kann unser Unternehmen „bessere Lebensqualität" nicht gelingen.

Wir beginnen also mit den Wörtern, und wenn wir die schlechten oder unpassenden aussortiert haben, werden sie auch nicht mehr in unseren Gedanken auftauchen. Der hierzu passende Leitsatz heißt:

„Es gibt schon so viele schlimme Dinge in unserer Welt, wir müssen nicht auch noch darüber reden".

Das erfordert viel Disziplin. Am schnellsten verstehen sich zwei (fremde) Menschen, wenn sie gemeinsam einen Feind erblicken, die Politik, einen Krieg in der Ukraine, in Nahost, und die Schuldigen benennen. Das vereint einen, egal, ob man zusammen passt oder nicht. Die gemeinsame Linie gegen einen vermeintlich gemeinsamen Feind. Unser Feind steht nicht in der Zeitung oder im Kriegsgebiet, unser Feind steckt tief in uns selbst, den sollten wir aufs Korn nehmen und mit dem sollten wir um Formulierungen ringen. Um die Vermeidung von Diskriminierung, von voreiligen Urteilen, meistens nachgesprochenen, nach – gedachten, nach – erzählten Vorurteilen, ohne die Sachverhalte genau zu kennen.

„Dummes Reden", „Reden mit despektierlichen Aspekten" verdunkelt nicht nur die Luft um uns herum, so als ob Vorurteile eine schlechte Luft machen würden, sie verstärken auch die dunklen Seiten in uns selbst, die wir ja gerade – um einer besseren Lebensqualität willen – eben bereinigen wollen.

Der Negativität nicht zu viel Platz geben

In unseren Kursen über Homöopathie, Kinesiologie, EMDR und Alphatechniken kommt immer wieder das Thema „negative Felder" zur Sprache, da wir alle negativen Felder von uns auflösen möchten. Gleich zu Beginn warne ich aber davor, dieses Thema nicht zu sehr auszuweiten, denn dieses Thema zieht auch negative Felder an. Wir sprechen also so viel wie möglich über die Möglichkeiten der „Feldbereinigung" - so könnte man das fast sagen, mit dem Mittel

<u>Schutz Komplex Z</u>,

der das goldene Ei D 30 enthält und andere Schutzfaktoren, die uns gegen negative Einflüsse schützen. Wir bleiben aber nicht an dem Thema hängen, sondern erzählen, dass wir körperlose Wesen, also Verstorbene, die glauben, noch auf Erden einen Körper zu besitzen, ins Licht schicken, damit sie sich dort richtig entwickeln können. Wir vermeiden also die Klagen, wie schlimm es wäre, ständig von negativen Feldern bedroht und besetzt zu werden, sondern wir versuchen, alles kollektiv ins Licht zu bringen.

Kapitel 09

Kontext Familie und vorhergehende Generationen

Bisher hatten wir alle möglichen Strategien betrachtet, die sowohl der Gesundheit als auch der Lebensqualität dienlich sind. Wie sieht es jetzt aus mit den größeren Kontexten, den Familien und dem Kontext zu den vergangenen Generationen?
Kann eine Familie traumatische Informationen speichern? Können sich Traumata vererben? Können also schlimme Erlebnisse einer vorherigen Generation in das Unbewusste, das Bewusstseinskontinuum einer späteren Generation übertragen werden?

Hierzu gibt es ein interessantes Experiment der Neurologin Isabelle Mansuy aus der Universität Zürich. Dieses Experiment besteht aus zwei Schritten. (Zitiert nach Björn Eybl).

Von einer Maus trennte Mansuy die Kinder und steckte sie in enge Röhren. Diese Mäusekinder verhielten sich wie traumatisierte Patienten, sie waren ängstlich, risikoscheu, abgestumpft und wenig neugierig.

Im zweiten Schritt entnahm Mansuy Eizellen einer gesunden Mäusemutter und gab im Reagenzglas Spermien eines traumatisierten Mäusevaters dazu. Hieraus entstanden wieder traumatisierte Mäusekinder, obwohl sie keinen Kontakt zu ihrer Mutter oder ihrem Vater hatten. Dieser Versuch zeigt, dass – wissenschaftlich exakt – zumindest bei Mäusen Traumata genetisch übertragbar sind!

Die erste enge Röhre erlebt jeder Mensch bei seiner Geburt. Bleibt er in der Röhre stecken, kommt es also zu einem Geburtsstillstand, kommt es häufig später zu einer Phobie gegen enge Räume, wie bei einem Fahrstuhl oder einem Straßentunnel. Die Angst, die bei einer schweren Geburt erlebt wird, äußert sich später in ähnlichen und nachvollziehbaren Ängsten, wenn man das erste dazugehörige Trauma kennt.

Einige Therapeuten haben erkannt, dass man bei schweren Ängsten, Neurosen, Traumata und schweren seelischen Verletzungen nicht nur die Biografie des Betroffenen genau nachzeichnen sollte, in der Annahme, die meisten Traumata entstehen bei Patienten zu ihren eigenen Lebzeiten. Einige haben deshalb vorgeschlagen, dass es bei therapieresistenten Problemen ratsam ist, auch die Familienvorgeschichte zu eruieren.

Die Übertragungswege

Björn Eybl berichtet in seinem Buch „Die seelischen Ursachen der Krankheiten" (erschienen im April 2022) den Fall eines fünf Jahre alten Jungen, der seit frühester Kindheit jede Nacht Schmerzen in beiden Beinen hatte. Erst, als der Junge nach der ersten Behandlung immer wieder „Opa" auf ein Blatt Papier schrieb, wurde die Mutter gefragt, ob der Opa Probleme mit den Beinen hätte. Tatsächlich, wie Schuppen fiel es ihr von den Augen, Opa wurden beide Beine amputiert und er hatte schreckliche Phantomschmerzen. Hier schienen sich die Schmerzen des Opa auf den Enkel übertragen zu haben, ähnlich, wie sich auch Traumata übertragen lassen. Ob auf genetischem oder eher auf magnetischem Wege, kann man hier getrost offen lassen.

„Die alten Traumata der Vorfahren hängen uns in den Kleidern", so heißt der volkstümliche Ausdruck, wenn wir etwas spüren, das sich aber unseren fünf Sinnesorganen entzieht. Gemeint ist dann meistens eine Information, die im elektromagnetischen Feld unseres Körpers gespeichert ist, das uns umgibt und das gemeinhin (schlechthin habe ich zu guthin abgewandelt – schlechthin gibt es bei mir im Wortschatz also nicht mehr) Aura genannt wird.

Zum Thema Besonderheiten in Familien gehört auch die Namensgebung. Erhält ein Kind den Namen eines Vorfahren, direkt des Vaters oder Großvaters, ist das eine unbewusste Prägung, die auch Auswirkungen hat. „Der Name verpflichtet" könnte man hierzu sagen.

Eine Patientin von mir selbst hatte den Namen Birke bekommen, nach dem Namen ihrer Patentante. Diese Patentante beging später aber Selbstmord, indem sie „in den Rhein" ging. Sie ertränkte sich also selbst. Diese Begebenheit hatte eine tiefe traumatische Auswirkung auf meine Patientin, die Namensträgerin Birke, weil diese nun auch energetisch mit diesem von der Tante verübten Selbstmord verbunden war. Die Patientin hatte nun Angst, vielleicht auch eines Tages Selbstmord begehen zu müssen.

Eine weitere Begebenheit, die einen Familienkontext darstellt, war eine Patientin, die bei ihrem ersten Kind von den behandelnden Gynäkologen dazu überredet worden war, mit der Geburt noch insgesamt 14 Tage zu warten, da sich die Wehen nicht von selbst eingestellt hatten. Als sie dann die Wehen einleiten wollten, waren die Herztöne bereits verschwunden, und das Kind war intrauterin abgestorben, letztlich hatte die Plazenta nicht mehr genügend Nahrungsmittel und Sauerstoff bereitstellen können. Eine tragische Geschichte, die leicht hätte vermieden werden können.

Diese Patientin bekam als zweites Kind eine Tochter. Und als die Tochter 30 Jahre alt war und auch schwanger war, warnte die Mutter die Tochter, mit der Geburt nicht so lange zu warten, bis das Kind stirbt, sondern zügig zur Geburt zu drängen. Leider geschah bei der Tochter aber genau dasselbe. Sie wurde gedrängt, mit der Geburt noch zu warten, trotz ihrer Proteste, und so starb auch ihr erstes Kind an einer Plazentainsuffizienz, wie das bei ihrer Mutter auch geschehen war.

Die Frage ist einerseits, warum waren die Gynäkologen so leichtsinnig, das familiäre Drama zu missachten. Andererseits scheint ein familiärer Konflikt nicht aufgelöst worden zu sein, sodass es zu einer Wiederholung im Abstand einer Generation kam.

Von zwei Familien weiß ich, dass ein Junge und ein Mädchen die gleichen Namen erhalten hatten, sinngemäß Michael und Michaela. Es gibt auch viele Patienten, die mit ihrem eigenen Namen nicht einverstanden sind, ihn nicht mögen oder innerlich ablehnen. Testet man den Namen kinesiologisch, erhält man einen schwachen Arm. Man fragt dann wie in einer freien Assoziation, was dem Betreffenden zu dem Namen einfällt, oder wann er diesen Namen das erste Mal außerhalb seines eigenen Bereichs gehört hat. Oft verbinden wir lebenslänglich Gefühle mit Namen. Meistens natürlich mit dem ersten Michael, den wir in unserem Leben kennen gelernt haben. Ist uns dieser Michael sympathisch, schwingt bei allen folgenden Michaels (oder Michaelen?) diese erste Sympathie nach. Lernen wir im Kindergarten oder in der Schule eine Silvia kennen, die uns nicht gefällt, oder die uns beschimpft, attackiert, uns weh tut, schwingt auch bei allen folgenden Silivias diese negative Emotion mit, ob wir das nun wollen oder nicht.

Eine Mutter hatte ihrer ersten und ihrer vierten Tochter den Namen Caroline gegeben. Auch das war für mich kaum vorstellbar, und ich bin mir nicht sicher, ob das gesetzlich nicht sogar verboten ist, zwei eigenen Kindern den gleichen Namen zu geben. Letztlich war dann die ältere der beiden Carolinen im Alter von 22 Jahren an einem Unfall gestorben, sodass nur noch eine Caroline übrig blieb. Ohne die genauen Verhältnisse zu kennen, könnte man sich überlegen, ob sich die ältere Caroline durch die jüngere Caroline als für überflüssig erklärt gefühlt hat, als „abgesetzt", als „ungeschehen gemacht", als ausradiert oder „gegenstandslos betrachtet" gefühlt hat. Möglicherweise könnte das sogar die Ursache ihres frühen Ablebens gewesen sein. Da die Mutter in der Verdrängung gelebt hatte und unsere Thematik auch eine ganz andere war, haben wir diese Überlegungen nicht gemeinsam angestellt. Es zeigt aber, wie wichtig es ist, sich mit den Namen von Patienten zu beschäftigen.

Eine Patientin hatte nach der Verehelichung den Namen Klein angenommen. Sie klagte bei mir, der Ehemann und seine Familie hätten sie verbal, aber auch psychologisch „klein gemacht", sie hätte ihre frühere Größe verloren, als sie noch Stern hieß. Das war eine komplizierte Geschichte, weil der Selbstwert durch diesen angenommenen Namen zerstört und schmerzhaft verkleinert worden war.

Seelenanteile

Unter Seelenanteilen verstehen wir Fähigkeiten, die angelegt sind, aber nicht gelebt werden dürfen oder Fähigkeiten, die entwickelt wurden und später wieder vernachlässigt wurden.

Eine Patientin erzählte mir, sie wollte unbedingt auf ihrem Klavier zu Hause das Klavierspiel erlernen, aber ihr Vater war sehr dagegen, und um der Tochter zu zeigen, dass sie keine Chance hätte, zerstörte er das Klavier, indem er Kleinholz daraus machte. Das führte zu einer schwersten Kränkung bei der Patientin, die mit diesem Abschneiden von Interesse für Musik lebenslänglich nicht zurecht kam.

Eine andere Patientin erzählte mir, dass sie gegen den Willen des Vaters studiert hatte. Obwohl der Vater genügend Geld besaß, gab er ihr keinen Pfennig, sodass sie ihr Studium selbst finanzieren musste. Später überlegte der Vater, ob er die Tochter verklagen sollte, weil sie ja gegen seinen Willen studiert hatte.

Ein begabtes Mädchen sollte nicht studieren, weil ein unbegabter älterer Bruder der „einzige Studierte" in der Familie sein sollte. Dieser Bruder bekam also „alles", und dem Mädchen wurde „alles" weggenommen. Eine schwerste Kränkung, die für eine Auflösung sehr viel Vergebungsarbeit benötigt.

„Die Jüngeren sollen es besser haben als die Vorfahren"

Während ich also früher in meiner Naivität angenommen hatte, dass alle Eltern das Beste für ihre Kinder wollen, sie fördern würden, damit sie es eines Tages besser hätten als die Eltern, wurde ich immer wieder durch erstaunliche Geschichten von falsch verstandenem Patriarchat oder Neid und Eifersucht belehrt, dass es von dieser Idee, die Kinder sollen es besser haben als die Eltern, Ausnahmen gab.

In diesen Fällen ist also die Familie mit Namensgebung und Verweigerung von Ausbildung und Förderung von Interessen und Begabungen in die Pathologie von Patientenschicksalen eingebunden. Da ich nicht immer bösen Willen unterstelle, ziehe ich in Erwägung, dass auch solche Eltern von ihren eigenen Eltern ihrerseits, den Großeltern meiner Patienten, vermutlich böse drangsaliert worden sind. So ist also die soziale Vererbung der Faktor, der das Leid von einer Generation in die nächste überträgt. Hierfür brauchen wir also weder eine genetische noch eine elektromagnetische Übertragung anzunehmen.
Gehen die traumatischen Verhältnisse also über mehrere Generationen zurück, wäre der nächste Schritt, diese älteren Genrationen mit dem Mittel

Ahnenerlösung D 30

zu erlösen, um sie nachträglich von ihren eigenen Traumata und Belastungen zu befreien. Meine Vorstellung geht dahin, dass alle Generationen von ihren Belastungen befreit werden sollten, um der gegenwärtigen Generation, die sich so vollständig wie möglich von Altlasten befreien will, möglichst viel Gesundheit und Lebensqualität zu ermöglichen.

Wenn wir also selbst eine hohe Lebensqualität bei uns erzeugen wollen, ist es nicht nur wichtig, unser eigenes Bewusstsein so umzubauen, dass die positiven Anteile wachsen und die negativen Anteile schrumpfen, sondern wir sollten auch auf alle unsere Traumata im eigenen Leben, aber auch in unserem familiären Umfeld achten und sie so weit wie möglich auflösen.

Dabei reicht es nicht, die Schuldzuweisungen so oft wie möglich zu wiederholen, sondern es kommt darauf an, mit der eigenen Vergangenheit einen klaren Tisch zu machen.

Da es also eine multiple Vernetzung in der eigenen Familie gibt, oft unsichtbar wie die unterirdische Vernetzung der Bäume in einem Wald, gehört zur eigenen Lebensqualität auch die Beachtung der Lebensqualität der Geschwister, der Tanten und Onkel, der Schwiegerväter und der Schwiegermütter und natürlich der Kinder und der Enkel.

Kapitel 10

Enttraumatisierung einzeln und kollektiv

Wir kommen noch einmal auf die Bedeutung von Traumata zurück, auf die seelischen Verletzungen, die uns allen auf unserem irdischen Lebensweg begegnen. Zum einen sind es Erlebnisse mit tödlichem Aspekt, ein Autounfall zum Beispiel, bei dem man während des Unfalles noch nicht erkennen kann, ob man ihn überleben wird. Es sind Kränkungen durch andere Personen, die uns unterschätzen oder uns geringschätzig behandeln, oder Fehler von uns übermäßig kritisieren und aus einem Fehler eine Persönlichkeitsstörung ableiten wollen. Oder wir versagen, und es kommen wegen unserer Unfähigkeit Menschen zu Tode. Dies betrifft oft auch den chirurgischen Bereich der Medizin. Aber auch bei Fehldiagnosen und Fehlbehandlungen kann es im internistischen Bereich zum tödlichen Ausgang kommen. Eine gute Absicht, eine Fehleinschätzung und schicksalshafte Konstellationen ergeben oft eine undurchdringliche Mixtur, die dann zu Katastrophen führt, die wir zwar nur teilweise zu verantworten haben, die uns aber dennoch belasten.

Können wir durch einen Fernsehbeitrag oder durch das Lesen eines Buches traumatisiert werden? Mit Sicherheit ja. Sieht ein Kind von 4 Jahren einen Film in dem gezeigt wird, dass es nur einen einzigen Menschen auf der Welt gibt, vielleicht auch ein Kind (Paul allein auf der Welt), dann kann das zu erheblichen Ängsten führen, die vor allem dann schwer zu lösen sind, wenn kein Erwachsener dabei war und abschätzen kann, was das Kind beunruhigt haben könnte.

Sätze wie: „Wenn Du das noch einmal machst, bringe ich Dich um“ oder umgekehrt, „Wenn Du das noch einmal tust, bringe ich mich um“ können uns in schwere Ängste stürzen. Selbst wenn sie nur im Scherz gesagt werden. Viele Mütter halten ihre Kinder in Schach, indem sie mit einem Herzanfall oder anderen tödlichen Erkrankungen drohen.

Werden in einem Buch schlimme Grausamkeiten genau beschrieben (wie in Thrillern), können auch hier je nach Resonanz Ängste neu entfacht werden. Dies betrifft Szenen, zu denen der Leser eine persönliche Resonanz bildet. Das können Szenen der Dunkelheit sein, bei denen ein Mensch in einem dunklen Keller eingesperrt wird. Wurde der Leser selbst einmal einer solchen Prozedur unterzogen, kommen die alten Ängste sofort wieder zum Vorschein.

Selbst bei spielerischen Gelegenheiten kann es zu einem schweren Trauma kommen, wenn bei einem Spiel etwas entgleist.

Ein gut gebildeter Assistent in unserer Klinik benötigte immer etwas Nervenkitzel, um sich wohl zu fühlen (eine Art Legionärs – Syndrom). Sein Hobby war Gleitsegeln, bei dem man den Gleitschirm sehr genau in die Luft werfen muss, um dann am Abgrund „aufzuspringen“ und los zu segeln. Die reinste Mutprobe, jedenfalls kein Sport für jedermann.

Dieser Kollege hatte sich ein Spiel ausgedacht, um anderen Menschen Angst einzujagen. Er erzählte erst, dass man einen Pneumothorax bekommt, wenn ein Lungenflügel nicht mehr arbeiten kann, weil der Unterdruck im Rippenfellspalt fehlt. Danach nahm er eine leere Kanüle mit einer Nadel vorne dran, die gelb getönte Einernadel, um sie dann wie bei einem Trick dem vorher ängstlich gemachten Probanden in die Herzgegend zu stoßen.

Dabei brach er aber jedes Mal vorher die Nadel heimlich ab, sodass nur der Spritzenkörper aus Plastik auf das Hemd oder auf die Haut aufsetzte, und die Nadel irgendwo am Boden lag.
Bei einem Fall aber gelang das Abbrechen nicht, und die Nadel lag dann in Herznähe und musste chirurgisch entfernt werden. Also auch bei Spielen kann einmal etwas „abrutschen" und ein schweres Trauma ausgelöst werden.

Viele Traumata und ihre Folgen sind auch in meinem Buch EMDR dokumentiert.

Die beiden Hauptmittel für eine Enttraumatisierung sind nach meiner Erfahrung

Opium C 1000 und
Aconit D unendlich.

Bei einer Einzelperson kann man auch ohne Kenntnis des Trauma oder der Traumata diese Mittel als Vorbereitung und Therapie gleichermaßen geben, entweder als Stirnstrich oder als Globuli.

Die kollektive Enttraumatisierung

Versucht man eine Gruppe von Menschen zu enttraumatisieren, geht man in den Alphazustand (den telepathischen Zustand), in dem wir keine räumlichen und zeitlichen Begrenzungen mehr erleben. Hierzu kann man das Konturenmännchen verwenden, das in meinem Buch „Alphatechniken in der Praxis" genau beschrieben ist.

Stellt man sich jetzt statt eines einzelnen Menschen die Weltkugel vor, kann man energetisch betrachtet dieser Weltkugel die enttraumatisierenden Mittel geben, oder diese in die Weltkugel hineinschieben.
Hierzu gehören neben Opium C 1000 und Aconit D unendlich die Mittel für die Auflösung von Kränkungen – Ignatia D unendlich,
die Mittel, die die Gier nach Geld und Macht mindern – Lachesis D 300.000,
die Mittel für Geiz und Habsucht – Bryonia D unendlich,
die Mittel für Ablehnung, stellvertretend hierfür Acidum nitricum D unendlich,
die Mittel für Unwissenheit und unklares Denken, den Unterscheidungs Komplex Z,
und die Mittel, die unsere Motivation, unser Selbstwertgefühl, unsere Zuversicht und unsere Tatkraft stärken können. Hierzu gehören die Mittel, die in einem der ersten Kapitel bereits erwähnt wurden, die Komplexe Z für
Frieden, Harmonie, Motivation, Zuversicht, Selbstwert, Selbstsicherheit und Haltung.
Zusätzlich gibt man die Mittel für Therapieresistenz ein, Hierzu gehören die „Drehungsmittel"
Rechtsdrehung D 1000,
Wechseldrehung D 1000 und die
molekulare Rechtsdrehung D 100.000.

Ähnlich, wie man keine Obergrenze hat, um Worte zu sprechen (Lachesis D 30) oder zuzuhören (Pulsatilla D 100 Mio.), gibt es auch keine Grenze bei den homöopathischen Frequenzen.

Die homöopathischen Frequenzen kennen keine Obergrenzen

Wäre der poetische Leitspruch hierzu. Da wir fast reine Frequenzwesen sind, gibt es auch keine Überlastung durch Frequenzen – wir können 15 Sprachen sprechen, jede mit anderen Wörtern = Wortfrequenzen, unsere ganze Persönlichkeit hat sich nur durch Frequenzen (und nicht durch Substanzen) gebildet: Durch alles, was wir gesehen, gehört und erfahren haben! Falls es doch eine Obergrenze geben sollte, sucht sich unser Organismus jene Mittel oder Frequenzen heraus, die für ihn nützlich sind. Ähnlich, wie wir uns an ein Konzert erinnern können, das uns interessiert hat und Konzerte schnell vergessen, die uns nichts gegeben haben, geht unser Bewusstsein auch mit den homöopathischen Frequenzen um. Wenn wir nur Tuberculinum KOCH alt D 200 hören und sofort reagieren, bevor es noch zum Stirnstrich kommt, zeigt das, dass unser Unterbewusstsein, unser heilender Arzt in unserem Körper sofort weiß, was gut und was nutzlos ist. Der therapeutische Prozess beginnt dann schon, wenn nur das richtige Wort ausgesprochen wird. In einem solchen Fall spreche ich von einer akustischen Inhalation.

Mens sana in corpore sano

Wir kommen also zur Quintessenz der Alchimisten. Zum Stein der Weisen.
Tu was Du willst und wolle, was Du sollst.

Was sollen wir also tun?
Uns im Geist und im Körper gesund erhalten. Und dem Saboteur dieser Tätigkeit immer weniger Raum geben. Hass und Gier aufgeben, da wir ja nichts mitnehmen können, und aus Unwissenheit Klugheit machen. Das wäre schon das kurz zusammengefasste Programm.

Je gesünder wir sind, desto leichter lässt es sich leben, oder je geringer die Einschränkungen sind, desto eher gewinnen wir Lebensqualität. Je weniger hinderliche Glaubenssätze wir haben, desto besser unsere Entscheidungen. Je besser unsere Entscheidungen sind, desto besser die Früchte, die unser Leben zeitigt, und somit auch desto besser unser Lebensgefühl. Dass nicht alles aus Gold ist, trifft auch auf die wohlhabendsten Menschen zu, denn Gold macht nicht glücklich, sonder kann nur dann zum Glück werden, wenn wir es zum Wohl von anderen verwenden.

Wie halte ich meinen Geist möglichst sauber von Fremdenergien und sauber von dem Schlamm aller Art? Zahlreiche Möglichkeiten wurden kurz angerissen, und jeder sollte sich jene Techniken herauspicken, zu denen er die beste Resonanz hat. Es ist also kein Katalog wie im Katechismus, der geglaubt oder abgearbeitet werden sollte, sondern ein Angebot von Möglichkeiten, uns auf dem Weg zur vollständigen Bewusstheit ein Stück weit zu begleiten.

Rüdiger Dahlke hat zu diesem Thema ein wunderbares Buch geschrieben: Die Liste vor der Kiste. Zu diesem Thema schreibt er: „Warum nur bereuen auf dem Sterbebett so viele Menschen, dass sie im Leben nicht getan haben, was sie doch „für ihr Leben gern" getan hätten?" Genau um das geht es. Zum richtigen Zeitpunkt das Richtige tun.

In diesem Sinne wünsche ich allen Lesern

Mens sana in corpore sano –
ein gesunder Geist in einem gesunden Körper.

Kapitel 11

Scham und Aufgeblasenheit

Blasiert bedeutet so viel wie überheblich oder hochnäsig. Was ist das für eine Haltung, die uns über andere erhebt, spottlustig und überheblich macht? Anscheinend ist es die Lust an der scheinbaren Größe, an der Täuschung der anderen, die einen für groß halten sollen, während man selbst geneigt ist, andere für klein zu halten. Das ist die Thematik des homöopathischen Mittels

Platinum metallcium D 1000,

das in erster Linie das Gefühl der eigenen übersteigerten Größe, aber auch bei Spritzenangst eingesetzt wird.
Das alte Wort für Überheblichkeit ist Hoffart („hohe Fahrt", edler Stolz), mit der Bedeutung übersteigerter Stolz, überheblicher Hochmut, Dünkel. Genau genommen eine Art von Imponiergehabe, mit dem man als Mann wohl Frauen beeindrucken will. Die Geringschätzung anderer ist eine Form der Diskriminierung, der mentalen Demütigung und Erniedrigung, das Versagen von Respekt und Achtung vor dem Leben des anderen. Egomanie, Arroganz und Angeberei sind die Attribute dieses zur Schau gestellten – übersteigerten – Selbstwertgefühls.

In dem Grimm'schen Märchen von König Drosselbart wird eine sehr stolze junge Frau beschrieben, die an jedem Liebhaber etwas auszusetzen hat und alle Brautwerber wieder wegschickt. Ihr Vater ist so wütend, dass er sie an den nächsten Bettler verheiratet. König Drosselbart verkleidet sich als armer Mann, heiratet sie und lässt sie für ihn arbeiten. So verkauft sie Töpferwaren, die er als nicht zu erkennender Reiter zertrümmert.

Abends bekommt sie dann Vorwürfe, bis sie von ihrem Stolz herunter kommt und sich wieder in eine normale menschliche Sphäre einpendelt. Erst dann gibt sich der König zu erkennen und beide leben in Glück und Frieden.

Die Frage, hält das, was die scheinbare Größe verspricht? Irgendwann fällt ja das Kartenhaus der Täuschung zusammen, und dann kommt der Fall, wie es im Sprichwort heißt: Hochmut kommt vor dem Fall. Jede künstliche Aufgeblähtheit, Blasiertheit, bricht irgendwann zusammen, und dann überkommt den Betreffenden das Gefühl der Scham, des Versagens, der offenkundigen Täuschung und man versinkt in den Boden, würde gerne in ein Mauseloch kriechen, um dem Gefühl der Scham zu entrinnen.
In kleinen Amplituden kennen wir das alle, wenn wir gelobt werden, dann wird unser Ego aufgeblasen, und wenn wir kritisiert werden, schrumpfen wir wieder zusammen. Das ganz alltägliche Spiel zwischen einem Zuviel und einem Zuwenig.

Das Auratasten

Wenn wir also wissen wollen, wie die Aura auf unsere Gefühle reagiert, können wir versuchen, die Aura einer anderen Person zu tasten. Dabei fordern wir die Person auf, einmal an etwas besonders Gutes, Gelungenes oder an eine freudige Situation zu denken, eine Hochzeit oder die Geburt eines Kindes zum Beispiel. In solchen Fällen wächst die Aura in kürzester Zeit zu einer prächtigen leuchtenden Sonne, und wir tasten einen großen Abstand zwischen der Auragrenze und der Person. Denkt die Person an etwas Unangenehmes, den Tod eines Elternteiles, an einen Unfall oder eine Situation, in der sie schuldig geworden ist, schrumpft die Aura, und der Abstand zur Person verringert sich erheblich.

Bei dem Gefühl der Überheblichkeit wächst die Aura ebenfalls, und beim Gefühl der Scham wird sie sich wieder zusammenziehen.

Falls wir uns mit falschen Federn schmücken und mit Dingen angeben, die wir gar nicht selbst vollbracht haben, gibt es natürlich auch kurzfristige Ausdehnungen der Aura. Hier können wir intellektuell heran gehen und beschließen, uns keine fremden Leistungen zu eigen zu machen, sodass wir die Angeberei vorwiegend mit unserem gesunden Menschenverstand reduzieren können. Je nach den Vorbildern, die wir in unserer Kindheit kopiert haben, gelingt dieses Unternehmen einigermaßen leicht, oder es wird schwer bis zur Unmöglichkeit. Woran mag das liegen?

Es ist ja unendlich bequem, wenig zu tun und vorzugeben, man sei der Fleiß in Person.
Unglaublicherweise sind nicht einmal Politiker, die Vertreter des deutschen Volkes, in der Lage, solchen Verführungen zu widerstehen und fertigen dann in Doktorarbeiten Abschriften an, Plagiate, die, falls sie später einmal auffliegen sollten, zum Absturz führen können.

Also, hier gilt es, unsere Trägheit und Faulheit zu überwinden. Falls wir kein Vorbild hatten, bei dem wir diese Eigenschaft des innewohnenden Fleißes kopieren konnten, können wir mental einen Neustart machen und eine Neukonditionierung vornehmen.

Mein Bild von diesem Phänomen sieht so aus: Tagsüber beim Kurs lasse ich mein Ego durch Applaus und freundliche Worte ordentlich aufblasen, und abends, wenn mein Ballon schön groß und ansehnlich ist, steche ich mit einer Nadel in diesen vorgestellten, mit Egomanie aufgeladenen Ballon, lasse die Luft ab, sodass er am nächsten Tag wieder gut befüllbar geworden ist. Also, man darf sich anscheinend gut hochleben lassen, sollte aber nicht vergessen, dass alles nur von kurzer Dauer ist und kann nachhelfen, indem man diese Form des Aufgeblasenwerdens wieder loslässt.

Für Scham haben wir das Mittel

<u>Tuberculinum KOCH alt D 200</u>,

und für das Loslassen des aufgeblasenen Egos, aber auch für das Loslassen von allem anderen, wäre

<u>Stramonium D 100 Mio.</u>

das Mittel der Wahl.

Das war jetzt eine Lektion auch für Hochstapler, wie wir einen im Hotel Waldstätter Hof kennen gelernt haben.

Kapitel 12

Der Umgang mit negativen Energien, Störenfriede

Eine der empfindlichsten Störungen in unserer Lebensqualität ist der Konflikt mit vertrauten Personen (Freund*innen, guten Bekannten), dem Arbeitgeber, dem Nachbarn und in der Familie. Störenfriede sind Menschen, die die Eintracht, die Ruhe und die Ordnung stören. Eigentlich sollten sie ja Friedensstörer heißen, aber die umgekehrte Reihenfolge hat sich eingebürgert. Eine sprachliche Störung gewissermaßen. Hier beginnt also die Störung des sprachlichen Friedens bereits bei der Wortbildung. Medizinisch würde man das eine semantische Psychosomatose im Wortbereich nennen. Hier fallen also die Bedeutung, „die Störung" und die Wortbildung, die ebenfalls eine Störung darstellt, zusammen. Die Störung im Wort weist bereits auf die Bedeutung des Wortes hin.
Genau genommen eine sehr interessante Beobachtung.

Es lohnt sich also anscheinend, sich sogar die Worte genau anzusehen und anzuhören.

Dieter Thomä hat ein Buch über die Störenfriede geschrieben, puer robustus der Titel. Dieser Philosoph unterrichtet in der Schweiz und denkt über die Klimakleber nach. Diese blockieren ja wichtige Straßen, halten den Verkehr auf und provozieren auf eine teilweise unerträgliche Art. Die klassische Form von Störung, gewohnte Flüsse anzuhalten und zum Umleiten zu zwingen. Genau das war das Ziel, und so wurden sie zum Störenfried der Nation.

Abgesehen davon, dass unter Störenfrieden praktisch nur Unschuldige leiden, wie auch bei den Bahnstreiks oder Flugstreiks, sind diese Störungen in der Gesellschaft dazu geeignet, Diskussionen anzufachen, Werte wie das Klima zu hinterfragen und sich dann zu überlegen, was alle Parteien, nicht nur der Staat, zu den Klimazielen beitragen können.
In dieser Hinsicht mag also eine Störung zu einem Kurswechsel führen, der positive Aspekte haben mag.

Bei den Konflikten mit Nachbarn ist es schon sehr viel schwieriger, die Contenance zu behalten. Tatsächlich sind Rechtsstreite wegen Nachbarschaftskonflikten die häufigsten überhaupt. Wie kann man da in seiner Mitte bleiben? Vorbeiziehende Kühe fressen den Lavendel ab, der vor des Nachbarn Türe wächst. Nadeln vom Nachbargrundstück fallen auf das eigene Grundstück.
Welche Gefühle werden hierbei verletzt? Das Gefühl, dass einem etwas ganz alleine gehört und andere dort keinen Zutritt haben. Im eigenen Haus und Garten fühlt man sich als Alleinherrscher. Unabhängig davon gibt es ja auch Katzen, Hunde, Vögel, Maulwürfe und Regenwürmer, die das Grundstück mit bewohnen, oder betreten, ohne dass man das völlig verhindern kann. Eine Möglichkeit wäre also alles zu relativieren und aus der Alleinherrschaft eine gemeinsame Herrschaft über den Grund und Boden anzuerkennen.

Das Stichwort heißt hier also, der Konflikt mit dem Nachbarn kann das Paradies zur Hölle machen.

Nicht anders verhält es sich bei Kriegen, wo Menschen, die sich nichts getan haben, einander gegenseitig töten. Auch hier gibt es jede Menge Ungerechtigkeiten, die Kriegerwitwen, die Waisenkinder, zerstörte Häuser, zerstörte Familien, Kriegsgefangenschaft, Erschießungen wegen Desertieren und die Unzahl von körperlichen und seelischen Verletzungen, die lebenslänglich haften bleiben.
In einem Bericht eines Kriegsteilnehmers aus dem zweiten Weltkrieg hörte ich, dass es zu Weihnachten oder anderen Festzeiten kurzzeitig Versöhnungen zwischen den verfeindeten Soldaten gegeben hat, auch ein Weihnachtsfest von 1914 im ersten Weltkrieg, das von Franzosen und Deutschen gemeinsam gefeiert wurde, ist belegt. Danach musste man die Divisionen austauschen, weil nach solchen Feiern das Feindbild zusammengebrochen war und nicht mehr geschossen werden konnte. Wer sein Brot mit einem Menschen geteilt hat, auf den kann er nicht mehr schießen.

Eine andere Möglichkeit, seinen Seelenfrieden nach einem Konflikt wieder herzustellen, wäre zu musizieren. Unter dem Einfluss von Bach, Beethoven, Schubert, Brahms und Bruckner löst sich fast jeder Ärger auf, auch wenn der Konflikt noch nicht gelöst ist.

Lebensqualität unter Dauerbeschuss

Aus meiner Sicht ist nicht nur die psychologische Beratung oder der Gerichtssaal bei Anklage und Gegenanklage der richtige Ort, um Konflikte zu lösen, sondern das tiefere Verständnis für einen Menschen, der wenig flexibel reagiert und schnell beleidigt ist biografisch zu verstehen.

Falls das Verständnis erreicht ist, ist ein Teil des Ärgers auflösbar. Bei Verfeindungen sind konstruktive Gespräche oft nicht möglich, sodass ein Gesprächsmoderator eingeschaltet werden muss, ein Ombudsmann zum Beispiel. Bei Gesprächen kann man die Interessenlage und die Verletzungen am besten herauskristallisieren und auch am besten Lösungen finden. In unserer Klinik hieß das, Lösungen suchen auf dem kleinen Dienstweg, das heißt beim Kaffee in der Cafeteria.
In Tansania hieß das „eine afrikanische Lösung suchen". Auch das bedeutete, miteinander zu sprechen und einen Kompromiss zu finden.

Ein typischer Nachbarschaftskonflikt besteht darin, dass einer einen Hund hat, der durch Bellen stört und der andere seine Ruhe haben möchte.
Als wir in Tansania von Nzega nach Ndanda umzogen, mussten wir unseren Hund, Bahati, abgeben, weil unsere Vorgänger einen Hund hatten, der bellte, und der auch seinen Hund abgeben musste. Es waren also Gründe der Gleichbehandlung, die uns diesen schmerzhaften Einschnitt bescherten. Ob unser Hund bellte oder nicht, spielte dabei – bedauerlicherweise – keine Rolle.
Eine Schwäche des menschlichen Daseins scheint die übergroße Ordnungsliebe zu sein, die in Stuttgart dazu geführt hatte, dass ein älterer Herr alle Autos aufschrieb, die falsch parkten und jeden Tag seine Erkenntnisse der Polizei übergab in der Hoffnung, dass die Täter mit einem Knöllchen bestraft wurden. Die Stuttgarter Polizei hatte die Größe, diese Mitteilungen zu ignorieren, sodass alle Beteiligten aufatmeten, als dieser ältere Herr das Zeitliche segnete.

Querulanten sind Menschen, die sich täglich Mühe geben, ihre Mitmenschen zu quälen, durch irgendwelche Vorschriften oder andere Genauigkeiten, mit denen sie den Mitmenschen auf die Nerven gehen.

Hier gilt es also, eine innerliche Mauer der Empfindungslosigkeit aufzubauen, um nicht täglich einen Adrenalinschub zu erleiden oder die Leber und Galle durch Zorn, Wut und Hass in Anspruch zu nehmen.

Falls also keine konkreten Lösungen in Sicht sind, gibt es eine Möglichkeit, das innere Gleichgewicht zu behalten. Man richtet sich häuslich in den Kränkungen ein. Man bedenkt, dass man in irgendeiner Form vermutlich karmische Lasten abträgt, die anderweitig nicht abzutragen sind. Falls man also eine Art Einsicht in die Schicksalshaftigkeit eines permanent störenden Elementes entwickeln kann, würde man leichter in seiner Mitte bleiben können.

Wenn wir bedenken, wie viele Tausend Menschen unschuldig jahrelang in Gefängnissen saßen und sitzen, können wir mit unseren Ärgernissen noch „froh" sein, wenn uns das Schicksal nicht von der ganz harten Seite nimmt. Die Mitte geht also immer über unsere innere Einstellung, unser inneres Zurechtlegen, egal, ob das letztlich rational ist oder nicht. Die Frage wäre auch hier, wie komme ich zum Endergebnis: Innere Ruhe trotz äußerer Störung.

Eine Yogalehrerin hatte mir vor Jahren ein sehr schönes Beispiel genannt: Sie sagte, Yoga auf der Matte im Saal mit anderen zusammen, das ist gewissermaßen Luxus. Die Frage wäre, ob man mit der gleichen Seelenruhe auch Yoga oder Meditation auf einem Rangierbahnhof ausführen kann, dort, wo unsere Sinne ständig durch Lärm und Dieselgeruch, vielleicht auch durch die Vibration der Erschütterungen gestört werden. Sinngemäß sagte sie also: Wenn Du auf einem Rangierbahnhof meditieren kannst, dann erst bist Du fortgeschritten.

Aha, die mentale Ausschaltung von Sinneseindrücken, die unsere fünf Sinne wachrütteln und stören wollen.

Wenn wir dieses Beispiel auf unsere Nachbarn und andere nicht zu ändernden Begebenheiten übertragen, dann leben wir immer in irgendeiner Form auf einem Rangierbahnhof, denn ein Leben ohne Störungen gibt es nicht. Selbst die Fliege an der Wand, die regelmäßig frech auf uns landet, gehört zu diesen Störfaktoren, die nicht leicht zu ignorieren sind.

Meine eigenen Erfahrungen mit diesen lästigen Störungen bekam ich in Indien bei der morgendlichen Meditation zu spüren: Mücken machten sich über uns her, die wir schön ruhig sitzen wollten, aber durch das aggressive Fluggeräusch von Mücken, der Landung auf der Haut und dem zu erwartenden Stich mit potenziell übertragbaren Krankheiten erheblich störten und verhinderten, dass wir in eine tiefe Meditation eintauchen konnten. Damals, etwa 2011, versuchte ich, mich energetisch von den Mücken zu befreien, und so kam ich auf den Mücken Komplex Z, der zwei Informationen beinhaltet: Flug- und Landeverbot für Mücken und geröstetes Mückenpulver D 30.

Erstaunlicherweise funktionierte die energetische Tätigkeit: Nachdem ich mir diese beiden Informationen eingestrichen hatte, flogen die Mücken zwar noch umher, einige wenige landeten auch auf meiner Haut, aber nur ganz kurz und flogen so schnell wieder weg, dass es gar nicht mehr zu einem Mückenstich kam.

Was will ich damit sagen? Auch energetische Impulse können helfen, Probleme abzumildern oder gar zu lösen.

In diesem Bereich ist unserer Phantasie also keine Grenze gesetzt. Wenn wir wenig Phantasie haben, können wir es mit „Problemauflösung D 30" versuchen. Und wenn wir böse Menschen um uns herum haben, können wir sie visualisieren und ihnen Licht anbieten, eine goldene Aura, den Friedens Komplex Z oder die Herzenssonne D unendlich. In solchen Fällen ist es allerdings notwendig, vorher um Erlaubnis zu fragen, ob wir den „bösen Nachbarn" oder wen auch immer, mental behandeln dürfen.
Falls wir keine Erlaubnis bekommen, ist unsere Formel nicht glücklich gewählt, oder der Nachbar möchte mit uns so wenig zu tun haben, dass er auch von einer gut gemeinten Meditation nichts wissen will. Wir müssen das dann respektieren, auch wenn unser Wille gut und edel ist.

Im Beispiel der Mücke ist unsere normale Konditionierung: Wenn eine Mücke zu lange stört, wird sie mit einer Fliegenklatsche platt gemacht. Dann sticht sie auch nicht mehr. Falls wir es mit mehreren Mücken zu tun haben, wird das Unternehmen „Ausrotten" schon schwieriger, zeitaufwändiger, und falls jeden Tag neue Mücken nachrücken, sehr lästig und letztlich stellen wir fest, dass wir mit dem Versuch, Mücken auszurotten, nicht weiter kommen. Selbst wenn Chemiker alle Mücken der Welt ausrotten könnten, wissen wir nicht, welche empfindlichen Gleichgewichte in der Vernetzung der Natur wir beschädigen und welche Langzeitfolgen wir auslösen. Aus diesem Grunde empfehle ich, das Netzwerk der Natur so weit wie möglich zu belassen, keine Ausrottungskampagnen durchzuführen, sondern mit Ablenkungsmanövern oder Umsiedlungen so sanft wie möglich vorzugehen.

Aber auch das bedeutet für viele von uns eine Umkonditionerung. Sehen wir eine Schnecke im Garten, die unsere Erdbeeren frisst oder Mäuse, die in den Vorratskammern walten und sich bedienen, oder andere Schädlinge, die die Wurzeln unserer Nutzpflanzen fressen und dadurch unsere Pflanzen in den Beeten zum Welken bringen, kann man grundsätzlich mit dem Pulver eines gerösteten Tieres agieren. Geröstetes Weinbergschneckenhaus D 30 soll gegen die Invasion von Weinbergschnecken helfen, las ich in einer Gartenzeitschrift, und dieser kleine Artikel inspirierte mich dann später, die Röstung auf Mücken zu übertragen.

Falls wir also bereit sind, so wenig wie möglich in das Netzwerk der Natur einzugreifen, werden wir weniger rabiat mit unseren Maßnahmen sein, wenn etwas überhand nimmt und uns stört.

Sehr viel schwieriger ist es für uns, bei Kriegen Ruhe zu bewahren, weil Kriege immer nicht nur die betroffenen Nationen, Russland, die Ukraine, Israel, die Palästinenser im Gazastreifen betrifft, sondern genau genommen die ganze Menschheit, die den einen oder den anderen helfen, den Krieg zu gewinnen.

Nach meiner Erfahrung werden Konflikte nicht durch Kriege, sondern durch diplomatische Gespräche gelöst, sodass ich mich frage, ob man bei dieser Erkenntnis nicht gleich die Gespräche aufnehmen sollte, statt vorher noch unendlich viel Leid zu schaffen.

Wir können uns aber davor bewahren, allzu einseitig den vorgegebenen Schuldzuweisungen zu folgen und zu denken, dieser ist schuld am Krieg, jener ist das Opfer.

Meistens sind beide Parteien sowohl Schuldige als auch Opfer, sodass es zeitgemäß wäre, die Ursache der Konflikte historisch zu verfolgen, was war 2015 geschehen, was war 2001 geschehen, wie ist die Ukraine überhaupt entstanden, ist sie gefragt worden, oder haben andere sie „zusammengezimmert". Diese Fragen werden heute nicht gestellt und auch nicht diskutiert, um nicht die Ambivalenz aufzuzeigen, die zu solchen militärischen Konflikten führt. Falls wir eine gesunde Skepsis bei allen Weltgeschehnissen behalten können und uns fragen, wer uns denn die Informationen gibt, die wir für „wahr" halten sollen, dann können wir etwas mehr in der Mitte bleiben, als wenn wir in die Schwarz Weiß Malerei eintauchen und uns für die eine Farbe und gegen die andere Farbe entscheiden. Audiatur et altera pars sagt ein römischer Rechtsspruch, auch die andere Seite soll gehört werden.

In diesen Beispielen liegt also unsere Lebensweisheit und auch die Lebensqualität unter Dauerbeschuss, und wir müssen uns genau überlegen, wie weit wir uns innerlich in den Konflikt hinein ziehen lassen, oder wie weit wir es bewerkstelligen, innerlich in unserer Mitte zu bleiben.

Kapitel 13

Ordnung nimmt uns Schwere weg

Einerseits fühle ich mich also berufen, alle Probleme energetisch anzugehen, trotzdem müssen einige Aufgaben auch physisch erledigt werden. Einerseits streiche ich mir dann den befreienden Glaubenssatz von einem tibetischen Mönch ein, „Es gibt nichts zu tun, alles geht von selbst", dann kommt der Impuls „Ordnungsenergie D 30", dann denke ich an ein Buch, das die perfekte Ordnung beschreibt, viele Dinge auf wenig Platz verweisen.

Stephen Hawking sagte zur Ordnung: Wenn man das Chaos in Ruhe lässt, neigt es dazu, sich zu vermehren. Und um diesem Chaos Paroli zu bieten, diese Überlegungen hier.
Cicero zitierte Bias von Priene, als er sagte: Omnia mea mecum porto, alles was ich besitze, trage ich mit mir herum.
Warum spielt Ordnung in unserem Leben eine Rolle, und was hat sie mit Lebensqualität zu tun?

Je mehr Dinge wir „verwalten", die „uns am Hacken hängen", desto schwerer fühlen wir uns, schwer im Sinne eines Lebensgefühls. Je weniger wir besitzen oder mit uns „herumtragen", desto leichter wird unser Lebensgefühl. Tatsächlich wird aus psychologischer Sicht das Grimm'sche Märchen vom Hans im Glück als destruktiv verkauft, weil am Ende kein materieller Gewinn zu sehen ist, sondern ein super leichtes Lebensgefühl. Hans bekommt nach seinen Lehrjahren einen Klumpen Gold, den er nach und nach gegen immer weniger wertvolle Tiere eintauscht, ein Pferd, das ihn abwirft, eine Kuh, die er ziehen muss, bis er schließlich eine Gans eintauscht.

Sehen wir aber nicht die materielle Seite, sondern die psychologische, dann kann man sehen, dass Hans im Glück immer mehr Ballast abwirft und dabei immer glücklicher aussieht.

Sowohl im Neuen Testament als auch im Buddhismus wird davor gewarnt, zu viel Materielles – sinngemäß Geld – anzuhäufen. „Es ist leichter für ein Kamel, durch ein Nadelöhr zu gelangen, als dass ein Reicher in den Himmel kommt". Selbst wenn es nicht Kamel, sondern Kamelhaar bedeuten sollte, der Zusammenhang ist klar: Je mehr wir am Reichtum hängen, desto schwerer wird es uns, die Freigebigkeit zu praktizieren und die Leichtigkeit des Lebens zu spüren. Je mehr wir besitzen, desto mehr müssen wir auf unseren Besitz aufpassen, dass er uns nicht abhanden kommt, desto mehr Ängste und Sorgen, aber auch Versicherungspolicen haben wir.
Das Wort besitzen sagt ja schon, dass es sich um Dinge handelt, die unter unseren Hintern passen sollten. Aber Auto und Haus, die besitzen gewissermaßen uns statt umgekehrt, im physischen wie im übertragenen Sinne.

Falls also nicht nur wir viel besitzen, sondern unsere Besitztümer uns besitzen, in dem Sinne, dass wir sie nicht loslassen können und sie daher Macht über uns gewonnen haben, könnte man einen großen Besitz wie eine Besetzung betrachten, also eine Wesenheit, die uns besetzt und beeinflusst, ohne dass wir uns wehren können.

Ich denke, das Bild ist gar nicht so abwegig.

Das unverkäufliche Haus

Hierfür gibt es sogar ein Beispiel, das uns diese Energie zeigt, die uns gefangen hält, obwohl wir kein „Wesen" in unserem Besitz erkennen können.

Ein 50 Jahre alter Mann von weltmännischer Gesinnung hatte vor, sein Haus in Lübeck zu verkaufen. Da passierte ihm nun etwas sehr Merkwürdiges, das ihn nachdenklich stimmte. Ein Käufer hatte sich gefunden, alles war abgesprochen und unterschriftsreif, aber eine Woche vor der geplanten Vertragsunterzeichnung sprang der Käufer ab. Die Gründe wissen wir leider nicht. Sie würden uns ggf. auch nicht weiter helfen.
Der nächste Käufer, der sich für das Haus interessierte, sprang ebenfalls eine Woche vor der Unterschrift ab.
Mein Freund Richard fragte mich also im Rahmen einer Kursvorbereitung, ob ich das für einen Zufall halten würde oder ob ich ein System dahinter erkennen könnte. Ich erkannte ein System. Kein Haus wird zweimal abserviert, nachdem es so gut wie verkauft ist. Aber warum?
Wir testeten also am Arm kinesiologisch, welche Ursachen dieses merkwürdige Verhalten der potenziellen Käufer haben mochte. Das System der Homöo - Kinesiologie gibt also her, auch in „verrückten" Fällen die Ursachen herauszukristallisieren, als ob der Hausverkauf eine Krankheit wie bei einem Patienten wäre.

Im Stillen hatte ich mir schon eine Antwort zurecht gelegt und dachte, vielleicht will der Hausbesitzer das Haus gar nicht verkaufen und würde es lieber behalten. Tatsächlich, genau so war es auch. Das Haus konnte nicht verkauft werden, weil der Besitzer noch an ihm hing. Hierfür gab ich ihm damals das Mittel für „Loslassen", Stramonium D 100 Mio.

Danach testete ich wieder, und siehe da, der Besitzer hatte innerlich das Haus losgelassen – dabei handelt es sich um ein innere Einstellung, die wir durch Frequenzen verändern können. Aber als ich fragte, ob das Haus jetzt zu verkaufen wäre, kam ein klares Nein. Es gab also noch einen weiteren Grund, warum das Haus nicht verkäuflich war. Hier stand ich also wieder einmal wie ein Ochs vor dem Berg, weil ich mit Hausverkäufen keinerlei Erfahrung hatte, und mit den Gründen für geplatzte Verträge schon gar nicht.

Ich kam also auf eine merkwürdige Idee. Konnte das Haus vielleicht nicht verkauft werden, weil das Haus an dem Besitzer hing? Da ich mich natürlich in meiner Arbeit und in meiner Denkweise als wissenschaftlich betrachtete, kam mir diese Möglichkeit ziemlich spanisch vor. Da es aber für mich keine weiteren Gründe auf weiter Flur gab, testeten wir eben die Gefühlswelt des Hauses, als ob das Haus ein Wesen wäre oder eine Seele hätte.

Tatsächlich, das Haus hing noch am Besitzer. Also brauchte das Haus auch noch einmal eine Dosis Stramonium D 100 Mio., um den Besitzer loszulassen.

Eine Autofahrt durch Lübeck zu dem Haus, dann die Suche, wo man den Stirnstrich am besten durchführen würde, oder wo man am besten die Kügelchen ablegen würde, kam an diesem Nachmittag nicht in Frage. Also machten wir es mental. Wir gingen in den vierten Bewusstseinszustand, von mir Alphazustand genannt, um auf der Eben, die keine räumliche und zeitliche Begrenzung hat dem Haus Stramonium zu geben. Ich strich also das Mittel über der Haustüre ein, etwas oberhalb der Stelle, wo am 06. Januar, an Epiphanie, das CMB, Caspar Melchior und Balthasar und die Jahreszahl angeschrieben wird, um das Haus zu segnen. Danach testeten wir wieder, und jetzt kam die Aussage, das Haus hat den Besitzer losgelassen. Und: Das Haus ist jetzt verkäuflich. Vier Wochen später erhielt ich eine Mail mit der Nachricht: Das Haus ist verkauft.

In diesem Beispiel wird also deutlich, dass nicht nur wir an unserem Besitz hängen, sondern unser Besitz hängt sich auch an uns. Und genau dieses Phänomen ist es wohl, das uns das Schweregefühl im Leben vermittelt. So schön es ist, reich zu sein, viel zu besitzen, möglichst damit auch noch anzugeben, „wer hat das größte Auto vor der Türe", wäre die Frage, die man zu diesem Thema stellen würde, schleicht sich heimlich das Schweregefühl mit hinein und beeinträchtigt unsere Lebensqualität.

Christus hat im Neuen Testament daher zur Besitzlosigkeit geraten, ebenso wie Buddha, sodass Christen und Buddhisten genau genommen mit Bettelschalen durch die Welt ziehen müssten. Falls das alle Menschen machen würden, wäre die Frage, an welcher Haustüre denn dann noch Besitz oder Essen zu vergeben wäre, wenn niemand mehr Nahrungsmittel produzieren würde. Aber diese Frage ist spitzfindig, weil es unwahrscheinlich ist, dass sich unsere Gesellschaft in eine spirituelle Bettelgesellschaft verwandeln würde.
Unsere Gesellschaft ist so konditioniert, dass wir jedes Jahr ein größeres Bruttosozialvolumen vorliegen haben müssen, ein Stillstand wäre schon fatal, und ein Rückgang, eine Rezession, wäre eine gesellschaftliche Katastrophe. Wir sind auf „immer mehr" gepolt, im materiellen Sinne, die Gehälter steigen und fallen nicht, der Wohlstand muss steigen, er darf nicht fallen, sonst wird das „sozialer Abstieg" genannt, nichts, mit dem man renommieren kann. In einem solchen Klima, unter solchen Konditionen ist es sehr schwer, auch nur einen geringen Teil des Besitzes wegzugeben, Ballast abzuwerfen, und sich der Leichtigkeit des Lebens zu nähern. Wir werden jeden Tag schwerer, und falls wir das ändern wollen, müssen wir uns wieder einmal umkonditionieren.

Wenn wir also ein Buch weggeben wollen, als Geschenk, als Spende für Oxfam, in die Rundentsorgung, zum Antiquariat, oder wohin auch immer, steht uns der Akt der Trennung im Weg. Eine Hilfestellung für die Entscheidung, sich von etwas Liebgewordenem zu trennen, wären zwei Fragen, die mir unser jüngster Sohn bei solchen Aufräumaktionen immer wieder gestellt hat: „Hast du das Buch schon gelesen?" Falls ja, „Liest du das noch ein zweites Mal?" – Falls nein – dann hat es in meinem Regal ja keinen Platz mehr.

Die zweite Fragenkaskade sieht so aus: „Hast du das Buch schon gelesen? Nein? Wie lange steht es schon hier?" 10 Jahre. „Also, keine Priorität, weg damit. Falls Du es dann doch noch lesen möchtest, kannst Du es Dir neu kaufen oder in der Bibliothek ausleihen." Alle Bücher, die weniger als 3 Jahre in meinen Regalen ungelesen stehen, dürfen bleiben, und alle, die schon länger als 3 Jahre bei mir ungelesen ihr Bücherdasein fristen, werden aussortiert.

Mit diesen beiden Fragestellungen für gelesene und ungelesene Bücher konnte ich schon unglaubliche Mengen an Büchern entfernen, wobei die Trennung von den wertvollen Kunstbüchern, spannenden Romanen und wissenschaftlichen Abhandlungen in meinen Regalen immer wieder zu einem wehmütigen Leichtigkeitsgefühl bei mir geführt hat.

Woher kann man die Motivation nehmen, sich solchen schmerz - haften Trennungsprozessen zu unterwerfen?

Falls ich eines Tages ableben sollte, was mir ziemlich gewiss und unumstößlich zu sein scheint, kann ich meinen Kindern ja nicht zumuten, hunderte von Ordnern durchzugehen und die Spreu vom Weizen zu trennen, und mit allen anderen Gegenständen ist es ja genau so.

Also, nur weil ich weiß, dass meine Kinder und Enkel genau so wenig Zeit haben wie ich, um Ordnung zu schaffen, denke ich, dass es meine Aufgabe ist, das zu erledigen, bevor es zu spät ist.
Die Motivation ist also eine Art Rücksichtnahme auf die Nachkommen. Ab diesem 13. Kapitel kommt noch eine zweite Motivation hinzu: Das Leichtigkeitsgefühl und der Zuwachs an Lebensqualität.

Falls diese Erkenntnis durchdringt, braucht man nur noch die Stirnstriche fürs Loslassen und für die Motivation und die Ordnungsenergie:

Stramonium D 100 Mio.,
Motivations Komplex Z und
Ordnungsenergie D 30.

Und falls meine Bücher mich besetzt halten, brauche ich noch den

Schutz Komplex Z,

um mich von der Besetzung durch meine Besitztümer zu befreien.

Kapitel 14

Verhalten in Extremsituationen

Leider gibt es auch Extremsituationen, in denen es fast unmöglich ist, bei sich zu bleiben und nicht auszurasten, zu verzweifeln oder die aufkochende Wut zurückzuhalten.
Diese Situationen entstehen immer dann, wenn wir in eine Abhängigkeit geraten, aus der wir uns ohne fremde Hilfe nicht befreien können.

Eine Verwandte von mir wurde bestohlen, und mit ihrem Passwort wurden dann viele Dinge getrieben, die alle nicht von ihr waren, aber ihren Namen trugen. Auch bei polizeilicher Hilfe können Täter im Netz oft nicht gefunden werden, also weder mit ihrem Vergehen konfrontiert noch bestraft werden, obwohl sie gegebenenfalls einen großen Schaden anrichten konnten. Diese Hilflosigkeit macht einen dann wütend und hilflos, weil es keine Möglichkeit gibt, einen Ausgleich zu schaffen. Man muss hier Folgen tragen von Ursachen, die man selbst nicht gesetzt hat.

Beim Stalker gibt es eine ähnliche Situation. Ein Mann verfolgt zum Beispiel eine Frau, die er begehrt, die aber nichts von ihm wissen will. Wenn er dann mit Telefon, mit Mails und einer persönlichen Verfolgung sein Opfer immer mehr in die Enge treibt und mürbe macht, ist das eine Form von Terror, der kaum zu ertragen ist. Die Polizei kann oft auch nichts tun, selbst Verbote können leicht umgangen werden, und so bleibt manchmal nur die Flucht in ein anderes Bundesland. Meistens kann der Täter aber auch hier die neue Adresse schnell finden und kann seine Beleidigungen und Kränkungen weiter fortsetzen.

Wird Ihnen von Ihrem Konto plötzlich etwas abgebucht, wo Sie weder den Täter noch die Verkaufsstelle erkennen können, gibt es wieder das Gefühl der „ohnmächtigen Wut", weil es oft nicht möglich ist, durch schnelle Recherchen alles aufzudecken und den erlittenen Verlust wieder zu ersetzen.

Die Hacker im Netz sind gefürchtet, weil sie geheime Transaktionen und steuerliche Delikte aufspüren können und drohen können, damit an die Öffentlichkeit oder an das Finanzamt zu gehen. Solche Steuer CDs sind oft Sprengstoff für das Renommee von in der Öffentlichkeit stehenden angesehenen Personen, die in Delikte verwickelt sind.
Ein Freund von mir besitzt eine Wohnung in einem Mehrfamilienhaus. Ein Mitbewohner benimmt sich merkwürdig. Er betrachtet den gesamten Garten, der in sechs Parzellen unterteilt ist, als sein Eigentum und pflanzt und beschneidet, wie er es versteht und lässt sich durch nichts von seinem übergriffigen Tun abhalten. Auch hier resultiert ohnmächtige Wut, und die Frage ist, wie kann man in diesen unangenehmen Fällen seine Seelenruhe behalten, wenn man ständig mit der Polizei oder der Gerichtsbarkeit verhandelt, ohne dass greifbare Ergebnisse herauskommen.

Hier möchte ich betonen, dass ich die Fähigkeit und die Tüchtigkeit der Polizei überhaupt nicht in Frage stelle, sondern es gibt einfach viele Fälle, die nicht aufgeklärt werden können, auch wenn alle Beteiligten sich die größte Mühe geben.

Bevor wir zu möglichen Antworten kommen, eine kleine Episode aus dem Himalaja. In dem Buch „Tibetische Weisheitsgeschichten" von Surya gibt es eine Reihe von Geschichten, die über den spirituellen Lehrer Patrul Rinpoche erzählt werden.

Dieser war im ganzen Land bekannt, galt als Dzogchen Meister, zog aber in der einfachsten Form als Lehrer von Kloster zu Kloster und war so frei von Gier und Hass, dass er viele Geschenke einfach weiter gab, ohne sie für sich in Anspruch zu nehmen.

Patrul Rinpoche hörte also von einem Mönch, der in einer Felsenhöhle auf das Thema Geduld meditierte. Er interessierte sich für seine Fortschritte und besuchte ihn. Er kam also unangemeldet und stellte sich vor den Mönch in Meditation hin und fragte ihn, wie es ihm gehe. Der Mönch war sehr erzürnt über sein wenig respektvolles Auftreten und fragte ihn nach dem Woher und Wohin. Patrul Rinpoche gab sich frech und sagte, ich komme daher, wohin mein Rücken zeigt und ich gehe dorthin, wohin mich meine Nase führt. Irgendwie gefiel dem Mönch das ganze Auftreten nicht. Schließlich trat Patrul Rinpoche auf ihn zu und flüsterte ihm ins Ohr, „Naja, die Meditation auf Geduld, das wissen ja zwei Schlitzohren wie wir genau, das kann ja gar nicht funktionieren." Diese Frechheit brachte den scheinbaren Meister dann aus dem Gleichgewicht und er schrie Patrul Rinpoche an, er solle sofort seine Höhle verlassen. Patrul Rinpoche wandte sich zum Gehen und verabschiedete sich mit der Frage – „Und wo ist jetzt Deine Geduld geblieben, Meister?"

Was wir hier sehen, ist, dass auch weit fortgeschrittene Menschen in geeigneten Momenten aus dem Gleichgewicht gebracht werden können.

Falls wir also in unerträgliche Abhängigkeiten geraten und sich die ohnmächtige Wut unserer bemächtigt, könnte man so vorgehen, dass man diese schwierige Situation als „Test für den Gleichmut" betrachtet.

Im Alten Testament testet Gott – Jahwe – Hiob, ob der ihm die Stange hält, auch wenn er ihm alles wegnimmt, was er hat, erst seinen Besitz – seine Rinderherden – dann seine Familie – seine Frau behauptet, dass er von Gott bestraft würde, weil er sich schlecht benommen hätte – und fällt von ihm ab, verlässt ihn, und schließlich nimmt Gott ihm noch die Gesundheit, sodass er mit Aussatz in einem Stall dahin vegetiert. Und er hält in dieser misslichen Situation immer noch an Gott fest. Er hat den Test bestanden, könnten wir sagen. Ähnlich wie in dieser Geschichte könnten wir unsere missliche Situation auch als Test des Lebens betrachten.

In einem der alttestamentlichen Bücher steht auch der Satz: Gott prüft den Menschen auf Herz und Nieren. Also, falls es bei uns darum geht, dass wir eine Prüfung bestehen sollen, könnten wir uns zur Mitte entschließen.

Trifft uns eine Kränkung im Erwachsenenalter, die wir in ähnlicher Form schon in der Kindheit erlitten haben, reagieren wir wie früher mit Wut und Zorn. Hier haben wir dann die Chance, ein Trauma aufzulösen, und damit die Kränkung zu relativieren. Das bedeutet, dass wir nach Auflösung unserer ersten erinnerlichen Kränkung allen folgenden Kränkungen die Kraft nehmen und dann gut gerüstet sind, auch bei Provokationen in unserer Mitte zu bleiben.

Eine Antwort könnte somit lauten: Wir können uns wehren und alle uns zur Verfügung stehenden Hilfen einsetzen, um dem bösen Treiben eines Verfolgers ein Ende zu machen, ohne dabei aus dem Gleichgewicht zu kommen. Wir überlassen es den zuständigen Behörden, für Recht und Ordnung zu sorgen, auch wenn das oft viel Zeit in Anspruch nimmt und oft auch gar

nicht gelingen kann.
Falls wir den philosophischen Test bestehen wollen, beschließen wir, den „bösen Buben“ nicht die Macht über unsere Gefühle zu geben und uns ausrasten zu lassen, wann immer es ihnen gefallen mag. Wir spielen dann das Spiel nicht mit.

Bei einer Fortbildung in hawaiianischem Schamanismus in Garmisch – Partenkirchen wurde mir vorgeworfen, dass ich nicht mit Erregung reagiere, wenn es provokante Themen gibt. Ich würde die Erwartungshaltung der anderen nicht erfüllen. Aha, dachte ich, ein erster Fortschritt auf dem Weg zur Mitte.

Kapitel 15

Ernährung und körperliche Aktivität

Ich bin mir nicht ganz sicher, ob dieses Kapitel noch zu der Lebensqualität gehört oder doch besser in ein Ernährungsbuch. Ich fasse mich kurz. Ohne gute Ernährung und ohne regelmäßige Bewegung kann das mit der Lebensqualität auch nichts werden, und daher sehe ich die Notwendigkeit, hier einige Worte zu verlieren, in dem Bewusstsein, dass andere Kapazitäten hier sehr viel mehr sagen können als ich selbst.

Im Kapitel Antiaging, „Verjüngung", „dem Älterwerden Paroli bieten" hatte ich bereits in meinem Büchlein „Anekdoten" erwähnt, dass ein humangenetischer Versuch gezeigt hat, dass täglich 15 Minuten Gehen an der frischen Luft, 15 Minuten eine Entspannungstechnik praktizieren und die Ernährungsumstellung auf eine vegetarische (oder vegane) Kost zu einem erstaunlichen und keineswegs erwarteten Ergebnis geführt hatte: Von den Humangenetikern wissen wir, dass Menschen, die die obigen Regeln befolgen, schon nach 12 Monaten einen Zuwachs der Telomeren bekommen. Telos = Ende, meros = Teil, das sind also die Endteilchen eines Chromosoms in unseren Zellen. Diese Telomeren sehen aus wie übereinander gestapelte Pfannkuchen. Sind sie abgeschmolzen, aufgebraucht, geht die Zelle unter. Je länger die Telomeren sind, desto gesünder und langlebiger ist eine Zelle. Mit den obigen Verhaltensmustern kann man also die Zellen gesünder und lebendiger machen, und so dem Altersprozess etwas entgegensetzen.

Damit einher geht eine bessere Gesundheit und somit auch eine höhere Lebensqualität.

Was braucht unser Körper noch? Von der Ernährung her sind wir auf Vitamine und Spurenelemente, aber auch auf essentielle Fettsäuren angewiesen. Obst und Gemüse, das mit Pestiziden wie DDT (früher) und Glyphosat behandelt wurde, um Schädlinge abzuwehren, bedeutet, dass wir mit dem Obst und Gemüse und seinen wertvollen Vitaminen und Spurenelementen auch Gift aufnehmen. Hier lohnt es sich also, Bio Obst und Bio Gemüse zu essen, um der Giftbeimengung zu entgehen. DDT hatte ja hohe Konzentrationen in der Muttermilch erreicht. Es gab Schäden bei den Kindern und wurde verdächtigt, Krebs zu erregen. Es wurde letztlich 1977 verboten.

Neben dem Verzehr von biologisch wertvollen Nahrungsmitteln (ohne Chemie, ohne Pestizide und ohne Pflanzenschutzmittel) halte ich den Zusatz von Spurenelementen für wichtig. Hierzu zähle ich vor allem das Selen (100µg tgl.). Wichtig für unsere Mitochondrien scheinen die ungesättigten Fettsäuren zu sein, die es im Zinzino (einem norwegischen Balanceöl) und im Mind fuel (Caprylsäure aus der Kokosnuss) gibt.

Vitamin D halte ich für außerordentlich wichtig, ebenso das Vitamin B 12. Vitamin B 12 kann entweder oral aufgenommen oder per Injektion verabreicht werden. Zusätzlich kann die Resorption von Vitamin B 12 durch

Intrinsic Faktor D 30

verbessert werden.

Schließlich wäre die Frage, wie wir die täglich aufgenommenen Schadstoffe wieder so schnell wie möglich los werden. Hierfür würde sich dann der

Ausleitungs Komplex Z

und der

Lymph Komplex Z

eignen.

Schließlich gehören zur Ernährung im weitesten Sinne noch die Zähne. Um eine Karies langfristig zu vermeiden würde man täglich die

Polio Nosode D 30

einnehmen. Um den Darm und die bakterielle Zusammensetzung optimal zu gestalten, würde man den

Darm Komplex Z

nehmen, und damit alles über die Leber gut reguliert wird, kann man prophylaktisch den

Leber Komplex Z

nehmen.
Diese Empfehlung gebe ich hier im Sinne der Prophylaxe, der Pflege der inneren Organe und weniger, um eine spezielle Krankheit zu vermeiden oder zu behandeln.

Ist die Leber zufrieden, können wir viel schneller und effektiver gute Laune „produzieren", als wenn uns „Läuse über die Leber laufen" und wir Ärger niederkämpfen. Auch Lächeln, gute Laune und Wohlgefühl gehört zur Lebensqualität. Insofern sind wir bei diesen einfachen Mitteln aus Obst, Gemüse, Vitaminen, Spurenelementen und ungesättigten Fettsäuren sowie der Organpflege weiterhin bei dem Versuch, unsere Lebensqualität auf ein möglichst hohes Niveau zu heben.

Die Gestaltung der regelmäßigen Bewegung ist je nach Charakter und Konstitution der Person sehr unterschiedlich, sodass ich hier keine speziellen Empfehlungen abgeben möchte. Ein Athlet, ein Pykniker und ein Leptosom werden sich ganz verschiedene Bewegungsmuster heraussuchen aus dem großen Angebot, weil jede Konstitution ein anderes Verhältnis zur Bewegung besitzt. Grundsätzlich gilt immer: Bewegung hält jung.

In diesem Sinne kann man Bewegung und Ernährung auch als Jungbrunnen betrachten. Pfarrer Kneipp ging ja so weit zu sagen, die Ernährung möge Eure Medizin sein! Sinngemäß meinte er damit offensichtlich, eine gesunde Ernährung hält einen bereits so gesund, dass man kaum noch Medizin benötigt.

Mit diesen Ausführungen können wir also sofort beginnen, unsere Lebensqualität auf Schwachstellen zu untersuchen und die entsprechenden Gegenmaßnahmen ergreifen!
Bei diesem wertvollen Versuch kann ich nur alle Hörer und Leser ermutigen, sich den nötigen Schwung zu geben, um die eigene (und uns innewohnende) Trägheit (den inneren Schweinehund) zu überwinden.

Viel Erfolg bei dem Unternehmen „mehr Lebensqualität durch Lebensweisheit".

Kapitel 16

Gesundheit erhalten und Gesundheit wieder herstellen nach der Pandemie

Pandemie klingt fast wie die Büchse der Pandora, in der sich alle Krankheiten befanden, die aus Leichtsinn herausgeflogen kamen, als die unberufene Hand der Pandora selbst diese Dose der Schrecken aus Neugier öffnete. Nur die Hoffnung, die in der letzten Ecke fest hing, konnte nicht heraus, sodass die einzige gute Eigenschaft dieses Kästchens auch noch der Menschheit entgehen musste.

Eine Krankheit aus diesem Sammelsurium von Plagen der Menschheit ist natürlich auch die Corona Krankheit, die oft wie eine schwere Grippe verläuft.

Zusätzlich kommt es nach einer solchen Krankheit zu Störungen, die nicht rasch wieder zurückgehen, sondern die sich längerfristig „einnisten", persistieren. Hierzu gehören die Geruchsstörungen, die Geschmacksstörungen und vor allem die bleierne Müdigkeit, die jede Bewegung zu einer Anstrengung macht.

Welche Strategien kann man fahren, um diese Langzeitschäden wieder zu beseitigen?

Bei Jens Wurster und Dietrich Klinghardt finden wir ein ganzes Bündel von Vorschlägen, die kinesiologisch alle positiv zu bewerten sind. Auch Johannes Wilkens hat eine Reihe von Mitteln vorgestellt, die sich alle als wirksam herausgestellt haben.

Hier die Liste der Mittel, die sich häufig bewährt haben.

CDL = Chlordioxid Lösung (CDS = Chlor Dioxid Solution)
Ivermectin D 30

Als Ausleitungsmittel eignet sich
Lymph Komplex Z und
Ausleitungs Komplex Z

Um die Substanzen von Impfungen wieder auszuleiten scheint sich der Corona Impf Komplex zu eignen.
Unter anderem ist hier enthalten:

Shedding Energie D 30, um die durch Shedding aufgenommen Substanzen und Impulse wieder auszuschleusen.
Nanolipidausleitung D 30, um die Nanopartikel auszuleiten,
Spikesenzyme D 30, um die Spikes aufzulösen.
Lipidausleitungs Komplex Z, um die Lipide auszuleiten,
Graphenmigration in die Epidermis D 30, um die Graphene von Herz und Hirn fern zu halten.
Hierfür wäre auch geeignet, Magnetstrümpfe zu tragen, oder magnetische Bänder an den Hand- und Fußgelenken zu tragen.
Mitochondrien D 30, um diese zu stärken.
Prionenentsorgung D 30, um auch die Prionen auszuleiten,
Chlordioxid D 30, um den Effekt von CDL nachzuahmen,
Ivermectin D 30,
AVK Komplex Z, um die Gefäßreparaturen zu beschleunigen und weniger Embolien und Thrombosen zu erhalten.
Immun Komplex Z, um das Immunsystem zu stützen.

Weitere hilfreiche Mittel und Einzelmittel:
CDL 0,5% tgl. trinken,
Vitamin D zwischen 5000 und 20.000 Einheiten tgl.,
Bryonia D 1000 – schützt Bronchien und Lungen,
Phosphor D 1000 – allgemeiner Schutz,
Stannum metallicum D 1000 – bei extremer Schwäche
Psycho Komplex Z – allgemeine psychische Stabilität,
Kundalini Energie D 30 – um den klaren Kopf wieder herzustellen,
Corona Impf Komplex.

Weitere Mittel, die besprochen wurden, waren

Mittel für Schnarchen = Opium C 1000,
Mittel für einen harmonischen Sterbevorgang =
Arsenicum album D 100 Mio.,
Stramonium D 100 Mio.,
Fröhliches Sterben D 30.

Mittel gegen die Mückenplage:
Mücken Komplex Z, enthält:
Flug- und Landeverbot D 30 und
geröstetes Mückenpulver D 30.

Autopflege: Mit rechtsdrehenden Kreisen über die Konsole fahren.

Wirkung des Stirnstriches: Bei Berührung des 3. Auges = Zentrum für unsere Bewusstheit und Aktivierung der Zirbeldrüse kommen die Informationen sehr viel stärker an, als nur über das Ohr.

Kapitel 17

Voraussetzungen für eine gute Lebensqualität

In diesem Kapitel es um die Lebensqualität, die sich aus einer guten Gesundheit, aus Bewegung und aus der Umwandlung von hinderlichen Glaubenssätzen zu befreienden Glaubenssätzen ergibt.
Zusätzlich geht es um den Inhalt des Trauma Komplexes und die homöopathische Behandlung von Traumata.
Schließlich sprechen wir über die Möglichkeit, alte traumatische Versionen von Gesprächen dahingehend zu erneuern, dass wir uns vorstellen, dass die Mutter ganz andere Sätze über ihre Tochter gesprochen haben könnte, als sie es in der Vergangenheit tatsächlich gemacht hatte. Die Technik, eine unangenehme Sache mit einer guten Version zu überschreiben, nennen wir „Umschreibung". Betonung auf dem Ú. Eine Umschreíbung hingegen ist eine zweite Formulierung für eine Sache, um sie noch klarer und deutlicher zu machen. In der ersten Person Gegenwart ist auch ein Unterschied zu erkennen: ich umschreíbe, oder ich schreibe úm.
Wir sprechen über die Vorteile, sich den Tod zum Freund zu machen, sodass er zum Beschützer unseres Lebens wird.

Wie beeinflussbar ist der Mensch? Das Milgram Experiment von 1961.

Die Neuorientierung auf dem Jakobsweg.

Die Erörterung ging also um die oben genannten Themen.

Gesundheit und Bewegung

Gesundheit ist ein weites Feld, hier erwähnen wir noch einmal die Bedeutung von Vitaminen, Spurenelementen, ungesättigten Fettsäuren. Ausgerechnet heute, am 11. 01. 2024, hat Gesundheitsminister Lauterbach verkündet, die Homöopathie habe keinen Platz mehr innerhalb der Medizin, weil sie keinen wissenschaftlichen Hintergrund hätte.
Die Hintergründe eines solchen Vorgehens wären noch interessant aufzudecken. Das Interesse an Gesundheit ist ja im Bereich der Pharmaindustrie sehr gering, sodass die Homöopathie der Pharmaindustrie schon lange ein Dorn im Auge ist. Sie soll also abgeschafft werden, weil sie wirkungslos wäre, in Wirklichkeit fürchtet Freund Pharma die gute Wirkung. So kann man die Argumente wunderbar verdrehen und vertauschen. Und die eigentliche Motivation vertuschen.

Die Bewegung macht jeder selbst, je nach seiner Konstitution. Zusätzlich kann man sich Gymnastik D 30 einstreichen. 10 Minuten täglich sind deutlich besser als gar nichts.

Die Herzenswünsche nicht aufschieben, keine Prokrastination!

Rüdiger Dahlke hat ein wunderbares Buch geschrieben, die Liste vor der Kiste. Hier empfiehlt er, mit der Erfüllung unserer Wünsche und auch Lebensaufgaben nicht zu lange zu warten. Viel Arbeit honoriert am Lebensende niemand. Wenn man alle Wünsche auf das Rentenalter schiebt, braucht man eine lange Pensionszeit, um alles abzuarbeiten, falls es dann noch gelingt. Viele Sterbende bedauern, nicht mehr das getan zu haben, was ihnen „am Herzen" lag, und auch zu wenig Gefühle gezeigt zu haben.

Falls wir das wissen, können wir sofort eine Gegenstrategie entwickeln, vor Freude hüpfen, Freunde und Freundinnen umarmen und bei anderen Menschen immer das Positive sehen und formulieren, egal, wie sehr uns negative Eigenschaften stören.

Sich den Tod zum Freund machen

Im Mittelalter wurde der Tod vorwiegend als Freund und Erlöser vom Leid im irdischen Jammertal gesehen, während er heute eher als Sensenmann gesehen wird, der den Lebensfaden irgendwann mit seiner Sense durchtrennt. Das Gedicht von Matthias Claudius (1740 - 1815) wurde von Schubert vertont (1797-1828), der Tod und das Mädchen. Ein großes Thema, das eine Künstlergruppe um Renate Zeeden im Galerie Verein der Stadt Wendlingen am Neckar in Form eines druckgrafischen Projektes bearbeitet hat. Der Tod hat also 14 Künstler*innen zu einem großen Workshop inspiriert. Ein Katalog ist beim Galerie Verein Wendlingen erhältlich.

Ritter, Tod und Teufel von Albrecht Dürer (1513) zeigt, dass das Thema Tod die ganze Menschheitsgeschichte durchzieht. Schon in der Odyssee von Homer wird erzählt, wie Odysseus die Unterwelt besucht und dort alte Freunde trifft, die längst vor ihm gestorben sind.
Orpheus versucht mit den unnachahmlichen Klängen seiner Harfe die harten Herzen von Hades und Persephone, den Herrschern der Unterwelt, zu rühren, und bekommt seine verstorbene Frau Eurydike sogar frei – aber weil ihre Schritte unhörbar sind – Schatten verursachen keine Geräusche – dreht er sich um und verliert sie hierdurch für immer.

Wie können wir den Tod zu unserem Freund machen? Immerhin werden alle Entscheidungen, die wir treffen einerseits vor dem Hintergrund aller unserer Erfahrungen gemacht (unsere Glaubenssätze entscheiden über unser Denken und Tun), anderseits vor der Autorität des Todes.

Meine Vorstellung geht dahin, falls wir den Tod als Freund betrachten können, dann beschützt er uns im Leben so klar und deutlich, damit wir nicht vorzeitig von der Erde gehen, aber auch nicht zu spät. Er bestimmt den richtigen Zeitpunkt, an dem wir unser Leben enden sollen, müssen, wollen, je nachdem, welche Auffassung wir vertreten.

Diese Vorstellung geht mit einem hohen Maß von Akzeptanz einher, sodass man den Tod akzeptieren würde, egal, was man gerade noch vorhat zu tun und ob es einem gerade in den Plan passt oder nicht. Natürlich kann man den Tod immer noch ein bisschen hinauszögern, aber wozu? Was möchte man in den „hinzugewonnenen Minuten" denn noch erledigen?

Das leuchtende Beispiel für diese Form der Akzeptanz ist Sokrates, der genau genommen durch Vorwürfe, die heute fadenscheinig erscheinen, zum Tode verurteilt worden war. Er trank den Schierlingsbecher, der ihn dann umbrachte. Die Freunde hatten schon die Wächter bestochen, den Sokrates fliehen zu lassen, alles war vorbereitet, seine Freunde hatten alles Nötige eingefädelt, aber was passiert? Sokrates hält sich an die Gesetze.

Dann ruft er den Wächter, er solle endlich den Trank zubereiten, gleich die doppelte Dosis, weil Sokrates kräftig war. Schon eine Stunde vor Sonnenuntergang wollte er den Trank trinken. Seine Freunde riefen entsetzt: Wie kannst du denn jetzt schon von

uns gehen, die Sonne geht ja noch gar nicht unter!
Und Sokrates:
„Jetzt bin ich so alt geworden, und Ihr meint, es käme auf eine Stunde mehr oder weniger an?"

Diese Haltung ist sehr bewunderungswürdig. Er feilscht also nicht um eine Stunde, sondern er hat so viel Souveränität, dass er die „Probe des Lebens" besteht, und mit Akzeptanz, heiterem Gemüt und tröstenden Worten für seine Freunde unschuldig verurteilt fröhlich in den Tod geht. Wer würde da nicht hadern? Anscheinend geht es auch mit Hilfe von Akzeptanz, mit frohem Mut in das Unvermeidliche zu gehen. Wenige Tage später bereuten die Athener, Sokrates verurteilt zu haben, aber da war es leider schon zu spät.

Offensichtlich hatte Sokrates den Tod zu seinem Freund gemacht, was ihn zu dieser vorbildlichen Haltung befähigte.

Der Selbstwert

Eine Frau von 50 Jahren beklage sich bei mir, sie habe so wenig Selbstwertgefühl. Über ihre Mutter berichtete sie, dass sie meine Patientin, die damals noch ein junges Mädchen war, auf ihren Gesellschaftsabenden so vorgestellt hatte: „Mein Mann ist etwas eigenbrötlerisch, arbeitet immer im Keller und sagt nichts. Und meine Tochter schlägt nach meinem Mann."

Für mich übersetzt klang das in etwa so, in abgeschwächter Form: „Du bist nichts, Du kannst nichts, Du hast nichts, Du wirst nichts". Wie soll sich bei einer solchen Sichtweise der Mutter ein gesundes Selbstwertgefühl etablieren? Es ist ein Ding der Unmöglichkeit.

Hier behalfen wir uns mit einer Umschreibung (der konventionellen Realität).
Die „äußere Realität" können wir kaum verändern, aber unsere Beziehung zur Realität, unsere Gefühle, denen können wir eine andere Tönung geben. Und genau das machen wir mit unserer Umschreibung.

Für das Mädchen, das ja auch erstaunlich gute Fähigkeiten hatte, nur eben leise Begabungen, und keine, die heraus posaunt wurden, wäre ja auch leicht eine positive Beschreibung gelungen. Diese holten wir jetzt nach. Wir ließen die Mutter so sprechen: „Meine Tochter ist eine ausgezeichnete Zuhörerin. Sie interessiert sich für Geschichten, und wenn man in ihrer Nähe ist, wird einem ganz leicht ums Herz". Mit Hilfe von diesem Satz konnten wir die „vernichtenden" Sätze der Vergangenheit überschreiben. Dies gelingt vor allem dann, wenn wir gleichzeitig den Akupunkturpunkt Dünndarm 3 beklopfen, der sich an der Kreuzungsstelle zwischen Handlinie und Handkante befindet. Drückt man mit dem Nagel dort etwas in die Tiefe, gibt es einen feinen scharfen Schmerz.

Dieser Akupunkturpunkt hat einen Nebenmeridian, der bis zum Thalamus führt, zu unserer emotionalen Zentrale im Gehirn, die wir ohne dieses Klopfen nur mit Akustik nicht erreichen können.

Wenn wir also hinderliche Glaubenssätze abschwächen wollen, können wir befreiende Glaubenssätze in den Dünndarm 3 einklopfen. Die Frau selbst würde dann als befreienden Glaubenssatz sprechen: „Ich bin eine liebenswerte Frau, ein nützliches Mitglied der Gesellschaft, ein Kind Gottes und ein Segen für die Welt". Wenn wir solche Sätze mehrfach wiederholen und emotional einklopfen, können wir unseren Selbstwert nach und nach wieder finden.

Umgang mit Verboten

Auf dem Jakobsweg an der Nordküste Spaniens hatte ich drei Abschnitte absolviert, jeweils in drei aufeinanderfolgenden Jahren. Einmal kamen wir an eine Eisenbahnbrücke, die am Geländer einen sehr schmalen Weg hatte, den man als Fußgänger benutzen konnte. Diese Brücke über einen Meeresarm würde den Weg um 7 km abkürzen. Bedauerlicherweise stand aber an der Brücke, dass es für Fußgänger verboten sei, sie zu überqueren. Was soll man jetzt machen? Eine wichtige Frage – soll man sich an Verbote halten oder nicht? Oder entscheidet man selbst, ob das Verbot für einen selbst relevant ist oder nicht. Wie war es denn wohl zu dem Verbot gekommen? Vermutlich hatte eine Gruppe von Jugendlichen diesen schmalen Weg nebeneinander genommen, und einer war von einem unbemerkt herbei brausenden Zug erfasst worden, einige Meter weit geschleift worden, bevor er dann verletzt zu Boden gegangen sein könnte. Vermutlich war ein Unfall passiert, der dann zu dem Verbotsschild geführt hatte. Dieses alles bedenkend, dachte ich, trifft auf mich nicht zu, sodass ich mit gutem Gewissen über die Brücke ging, meiner eigenen Entscheidung folgend. Meine Kollegin hingegen hatte Skrupel, weil sie erzogen war, Verbote zu beachten und Verbote nicht zu übertreten. Was in aller Regel ja auch die richtige Reaktion ist.

Es geht mir also nicht darum, grundsätzlich Verbote zu übertreten, sondern in der jeweiligen Situation das Sinnvollste und Ungefährlichste zu wählen.

Diese Überlegungen lagen auf dem „Camino“, sodass ich für zahlreiche neue Erkenntnisse dankbar bin.

Andrerseits legt man ja auf dem Jakobsweg alles gut Bekannte, alles Bequeme, alles Konventionelle ab, um sich etwas abenteuerlich durch die Welt treiben zu lassen. Ein Gefühl wie ein Handwerker auf der Walz, wie es früher üblich war, um die Welt kennen zu lernen.
Tatsächlich lernt man auf dem Jakobsweg nicht nur die Welt, sondern vor allem sich selbst gut kennen. Daher gehört eine „Fahrt ins Ungewisse" zu den wichtigen Erfahrungen im Leben, sodass man nach einer solchen Reise mit dem Gefühl nachhause kommt: „Ich komme alleine gut durch die Welt, ich kann in der Welt bestehen." Eine gute Grundlage für ein gesundes Selbstwertgefühl.

Die Selbstakzeptanz

Eine Dame kam in meine Praxis und berichtete mit strahlenden Augen, sie hätte es geschafft. Ich gratulierte und fragte dann noch einmal vorsichtig, was sie denn nun geschafft hätte? „Die Selbstakzeptanz'". Aha, sehr gut, einer der wichtigsten Schritte im Leben, die Selbstakzeptanz. Ich erkundigte mich, ob sie ihren Bauch auch akzeptiert hätte? „Oh nein, den natürlich nicht" - hörte ich sie sagen. Aha, da war dann die Selbstakzeptanz doch etwas relativiert.

Wie sieht es mit meinem Bauch aus?
Mein Bauch ist genau richtig, wie er ist. Wenn er dünner wird, ist es gut, wenn er dicker wird, ist es gut, und wenn er platzt, ist es auch gut. So hört sich die vollständige Akzeptanz an. Dabei kann man gleichzeitig an seiner Figur arbeiten, ohne aus der Akzeptanz herauszutreten.

Als Hilfsmittel nehme ich dann noch den Selbstwert Komplex

Z oder den Selbstfürsorge Komplex Z als Stirnstrich.

Die Beeinflussbarkeit

1961 fragten sich einige amerikanische Wissenschaftler, wie es möglich sein konnte, dass in der Nazizeit Millionen von Menschen an der großen Tötungsmaschinerie des Dritten Reiches mitgemacht haben. Sie wollten einen Versuch machen für den Gehorsam gegenüber Autoritäten. Der Leiter des Experiments hieß Milgram, nach ihm ist der Versuch benannt. Im Internet findet man unter Milgram den Filmausschnitt, 19 Minuten, aus dem Film I wie Ikarus, ein Aufklärungsfilm über den Kennedy Mord.
Letztlich kam es dazu, dass ein Lehrer einen Schüler examinierte, der auf einem elektrischen Stuhl festgebunden war und der als Lernhilfe Stromstöße bekommen sollte. Diese Ströme nahmen dann zu von 25 Volt bis 450 Volt. Eine fast tödliche Dosis. Die meisten „Lehrer" machten irgendwann halt, weil der Schüler zu doll schrie und losgebunden werden wollte. Und nur, weil der Versuchsleiter sagte: „Machen Sie weiter, Sie haben unterschrieben, ich übernehme die Verantwortung", machten 60% weiter bis 450 Volt. So war also rasch bewiesen, dass der Gehorsam gegenüber Autoritäten heute immer noch ein unglaubliches Potenzial für „Volksverführung" darstellt.

Wollen wir also weiterhin im Mainstream verbleiben, oder sollten wir unserem eigenen Urteilsvermögen trauen? Das wäre die Frage an uns selbst nach einem solchen Film.

Der Trauma Komplex Z

Als Beispiel für ein Trauma: Die Zeugung in einem Fronturlaub 1941. Der Vater fällt wenig später nach der Zeugung in Stalingrad. Hierfür nehme ich dann

Zeugung D 100 Mio.,

um dieser unglücklichen Zeugung nachträglich etwas Glanz zu verleihen.

Bleibt ein Kind im Geburtskanal stecken, Geburtsstillstand, wird es vermutlich später Angst haben, durch einen Tunnel zu fahren oder eine Aufzug zu betreten. Es wird unter Klaustrophobie leiden.

Haben wir beschämende Traumata in der Vergangenheit, geben wir als Hauptmittel

Tuberculinum D 200.

Haben wir es mit einer heftigen Ablehnung zu tun, nehmen wir die Salpetersäure,

Acidum nitricum D unendlich,

und wollen wir, dass unser Klient das Trauma loslässt, geben wir ihm als Vorbereitung

Stramonium D 100 Mio.

Alle späteren Traumata würden wir mit den Mitteln
Aconit D unendlich und dem
Trauma Komplex Z behandeln, in dem sich
Opium C 1000,
Türkis D 100 Mio.,
EMDR D 1000,
Mandelkern D 30 und
limbische System D 30
befindet.

Ziel der Therapie ist es, das Trauma, das im Mandelkern festhängt, loszulösen und in den Seitenlappen, den Lobus temporalis, weiter zu geleiten, wo das Trauma wie eine Straßenbahn nachts im Depot landet und dort „abgelegt" wird. Danach sind die vegetativen Fehlreaktionen, wie Herzklopfen, Schweißausbruch, panische Atmung oder flash back aufgehoben.

Überlastung, nächtliches Vokabellernen

Was macht man mit einem Kind, das zu Bett gehen sollte, tagsüber aber versäumt hatte, lateinische Vokabeln zu lernen und am nächsten Tag eine Vokabelarbeit schreiben soll?
Zwei Strategien kann man hier fahren.
Homöopathisch ist Sepia das Mittel für Überlastung, D 1000 reicht meistens aus.
Zweitens sagt man dem Kind, es sollte so tun, als ob es sich für lateinische Vokabeln interessieren würde, zum Beispiel, weil es später Jura studieren würde, oder es im Rahmen einer Doktorarbeit einen lateinischen Text lesen müsste.

Wenn diese Einbildung geleistet werden kann, kann man auch noch zu nächtlichen Zeiten bei Übermüdung Vokabeln lernen.

Kapitel 18

Energie und Energiedefizit

Entscheidungsschwäche überwinden, Zuspätkommen beenden

Falls wir den roten Faden in unserem Leben verlieren, ist es gut, den Fokus wieder herzustellen. Wollen wir eine Entscheidungsschwäche überwinden, gelingt dies in aller Regel gut mit dem Einzelmittel

Pulsatilla D 100 Mio.

Falls wir einen notorischen Zuspätkommer als Klienten haben, erkundigen wir uns nach der Dauer seiner Geburt. Hat er mehr als 14 Stunden gebraucht, um ans Licht der Welt zu kommen, bekam er nach der Geburt einen virtuellen Stempel auf seine Stirne, mit der Aufschrift: Einmal zu spät, immer zu spät. Hilfe bringt hier wieder Pulsatilla D 100 Mio.

Zur Wortkultur

Zur Wortkultur gehört auch, dass wir es uns verkneifen, bei ungnädigen Bemerkungen mit zu lästern. Hier greift der Spruch, es gibt schon genügend Negatives in der Welt, wir müssen nicht auch noch darüber reden. Zusätzlich laden wir Negativität ein, wenn wir über andere schlecht sprechen.

Energie nach Einstein, $E = m \times c^2$

Einstein hat uns die geniale Formel überliefert mit der Bedeutung, Energie ist Materie mal Quadrat der Lichtgeschwindigkeit. Lassen wir die Lichtgeschwindigkeit weg, bleibt noch die philosophische Feststellung bestehen, Energie und Materie ist ein und dasselbe.
Das befähigt uns, alle materiellen Probleme, die wir erkennen können, auch über einen energetischen Mechanismus zu lösen.

Statt zu fragen, welche Bandscheibe drückt auf welchen Nerv, fragen wir im energetischen Bereich: Wo fehlt diesem Menschen Energie, sodass er heftige Rückenschmerzen hat? Können wir die Energie zum Beispiel homöopathisch ergänzen, lassen die Schmerzen nach, ohne dass wir chirurgisch oder anderweitig eingreifen müssen.

Energiedefizite bei chronischen Darmentzündungen

Morbus Crohn, Colitis ulcerosa und Diverticulitis gehören zu den chronischen Darmentzündungen. Da bisher keine Ursachen gefunden wurden, besteht die Therapie bis heute aus Sulfasalazin, Cortison und ggf. chirurgischen Darmabschnitt Operationen, wobei ein besonders heftig entzündeter Darmabschnitt herausgenommen wird und der Darm anschließend wieder End zu End aneinander genäht wird.
Energetisch gibt es anscheinend Verwerfungen im Geflecht der Generationen, ähnlich wie wir sie von der Sippenhaft kennen. Möglicherweise wurde eine Person ausgesucht, um für die Leichen im Familienkeller zu büßen. Falls wir wieder einen Familienrat einberufen können und die Schuldzuweisungen richtig stellen können, würden die Symptome rasch aufhören und der Patient wäre von seinen Darmentzündungen befreit.

Hierfür nehmen wir zwei Mittel,

Familienaufstellung D 1000 und
Argentum nitricum D 1000.

Ursachen der chronischen Polyarthritis

Die chronische Polyarthritis ist eine Gelenkentzündung, die mit Schmerzen und Funktionsverlust, Bewegungseinschränkungen und schweren Einschränkungen in der Teilhabe am Leben einher geht. Die konventionelle Therapie besteht aus der Basistherapie, meistens mit MTX, Methotrexat, Cortison und einem NSAR, einem nicht steroidalen Antirheumatikum, wie Diclofenac oder Ibuprofen. Neben häufigen Blutuntersuchungen müssen diese Mittel meistens lebenslänglich genommen werden.

Im kinesiologischen Test finde ich regelmäßig zwei Hauptursachen für diese chronische Krankheit:
Die Toxoplasmose Infektion und die Folgen der Polio Impfung.
Hierfür finde ich diese Mittel:

Toxoplasmose Nosode D 30,
Imipenem D 30,
Polio Nosode D 30,
Thuja D 200.

Der energetische Selbsttest

Zwei Tests wurden besprochen, einmal der Zweifingertest, bei dem der dritte Finger über den zweiten Finger zu liegen kommt, und der bei Ja oder bei Nein abgleitet, und einmal der Ringtest.

Der Ring wird durch Daumen und Zeigefinger gebildet. Mit der anderen Hand bildet man wieder einen Ring und schiebt sie ineinander. Zieht man beide Ringe auseinander, kann dann der Ring einmal fest sein, meistens ein „ja“ bedeutend, die Finger gleiten dabei nicht auseinander, und einmal wird der Ring schwach, und der Ring wird gesprengt. Um sicher zu sein, sagt man: „Gib mir ein Ja“, und sieht sich die Reaktion an. Bei Ja wurde zum Beispiel der Ring bei Doris schwach, während er bei Mathias und mir stark blieb. Bei Nein dann umgekehrt. Jeder muss also darauf achten, wie bei ihm das Ja und das Nein aussieht.

Warum ist der kinesiologische Test unverzichtbar?

Einige unsichtbare Ursachen entgehen der konventionellen Medizin, weil es keine Sensoren für diese Felder gibt.
Hierunter fallen unter anderem diese Rubriken:
Narbenstörfeld, Zahnstörfeld, psychische Ursachen, exogene Störfelder, negative Felder, Impffolgen, Rechtsdrehung, Linksdrehung und Ahnenerlösung.

Kapitel 19

Zähne

Korrekte Zahnstellung

Ophelia hatte fast seit Geburt Störungen im Bereich des Konzeptionsgefäßes: Husten, Erkältungsneigung, Bauchschmerzen und rezidivierende Blasenentzündungen.
Als ich ihren Unterkiefer betrachtete, sah ich, dass alle Schneidezähne unten nicht richtig standen. Im Test kam dann, dass die Zahnfehlstellung die Ursache für viele Störungen war. Entsprechend gab ich als Überbrückung

Korrekte Zahnstellung D 30

Das führte dazu, dass die Hustenstöße zunächst von vier auf einen pro Minute zurückgingen. Eine Zahnsanierung wurde angeregt und in die Wege geleitet.

Eine genaue Beschreibung des Falles findet sich in dem Band 5 der Reihe Abenteuer Homöopathie im ctv Verlag.

Wackelzahn

Eine sportliche 70 jährige Frau kam wegen Fersenschmerzen rechtsseitig. Ursache war der Eckzahn rechts unten. Ein Wackelzahn, wie sie selbst wusste. Hier half letztlich Kieferostitis D 30. Der Eckzahn hat zum Auge, zur Hüfte, zum Knie und zur Ferse eine energetische Beziehung.

Karies

Nachdem Antonie Peppler in Maintal demonstriert hatte, dass die Polio Nosode D 30 in der Lage ist, die Schädlichkeit des weißen Zuckers aufzuheben, konnte ich nachtesten, dass die Schädlichkeit des weißen Zuckers erst nach der Polio Impfung einsetzt. Vorher kommt der Zucker als unschädlich. Somit stellte ich das Postulat auf, Polio Nosode D 30 kann Karies aufhalten, verringern, und deren Symptome auflösen.

Zahnempfindlichkeit auf Kälte kann durch die Polio Nosode aufgelöst werden und der Effekt kann offensichtlich mindestens zwei Jahre anhalten.

Parodontose

Der Parodontose Komplex Z enthält die Parodontose D 30, Plantago D 200 und Salvia D 30. Eine Zahnärztin aus Risa berichtete mir, dass die Parodontose unter dem Komplex rasch zurückgeht.

Zahnfleischrückgang

Unter Gingiva D 30 regeneriert sich das Zahnfleisch wieder. Die Zahnhälse, die erst sichtbar waren, verschwinden wieder hinter dem gesunden Zahnfleisch.

Kreidezähne

Diese schwere Form der Zahnkaries zeigt Rillen auf den Zähnen, die aber rasch wieder abplatzen. Die Ursachen sind noch nicht geklärt. Hier hilft anscheinend der Kreidezahn Komplex Z, da Zahnärzte nach Einnahme der Globuli eine Zahnextraktion verschoben haben.

Tote Zähne

Mathias sagte mit einer großen Überzeugung: „Ich habe mehrere tote Zähne." Ich schlug vor, alles mal zu testen. Dabei kamen beide Unterkiefer mit schwachem Arm. Nachdem wir uns alle Kiefer Komplex Z eingestrichen hatten, kam es zu einem sanften Wärmegefühl und einem leichten Pulsieren in beiden Unterkiefern. Wir wiederholten den Stirnstrich noch ein oder zwei Mal.
Ich erklärte ihm, dass ich bei Zellen zurückhaltend bin, von „Zelltod" zu sprechen, da viele Zellen in eine latente Phase gehen können, ohne dabei zu sterben. Nachdem Mathias sogar noch Kribbeln in beiden Beinen gespürt hatte, schienen sich die Zähne erholt zu haben. Ich forderte ihn zu einem mentalen Test auf. Er sollte noch einmal sagen: „Ich habe mehrere tote Zähne." Ich konnte gut erkennen, dass ihm das vermutlich schwer fallen würde, weil es sich plötzlich völlig falsch anhörte. Tatsächlich sagte er: Ich möchte das jetzt nicht nochmal sage, es klingt nicht richtig. Genau das war es. Also sagte ich, sage mal: „Ich habe super vitale Zähne" - und das ging sehr gut, danach gab es eine Auraexplosion, und wir lachten alle schallend, weil es uns so gut ging.

Wir beendeten unsere Sitzung hinsichtlich des Themas Zähne mit einem positiven Gedanken:

Alles, was in meinem Körper passiert, führt zur Gesundheit.

Kapitel 20

Beispiele zum Thema Neukonditionierung

Bei einem Gespräch mit Mathias und Doris Berner kamen wir noch auf Beispiele, wie man sich eine Umkonditionierung vorstellen kann. Das gelingt vor allem, wenn wir eine gute Motivation haben, unseren Lebensstil zu ändern. Falls wir uns also viel ärgern – und Gründe hat jeder von uns – und uns vorstellen, wie schön es wäre, sich nicht mehr zu ärgern, oder viel weniger zu ärgern, dann hätten wir einen wichtigen Baustein für eine bessere Lebensqualität. Aber wie gehen wir an dieses schwierige Kapitel in unserem Leben heran?

Hierfür möchte ich einige wenige Beispiele zeigen, wie man auf einem energetischen Weg Änderungen herbeiführen kann.

Ein Chef wird plötzlich konstruktiv und freundlich

Lisa ist eine Abiturientin, die auf einem alternativen Bauernhof aufgewachsen ist, sich mit Tieren bestens auskennt und von ihrer Mutter, einer Tierheilpraktikerin, bereits viel gelernt hat. Jetzt hat sie einen Praktikumsplatz bei einem tüchtigen Tierarzt gefunden, bei dem sie lernen kann. Unglücklicherweise vertragen sich Lehrer und Auszubildende nicht, sodass es jeden Tag Kritik hagelt. Lisa verliert die Freude an ihrem Traumberuf und überlegt, ob sie das Praktikum in dieser Tierpraxis abbrechen soll. Zu viel Kritik, zu wenig Lob, zu wenig konstruktive Kommunikation.

In dieser prekären Situation werde ich konsultiert. Ich schlage der Mutter von Lisa vor, dass sich Lisa auf ihrer Fahrt zum Praktikumsplatz den Stirnstrich „netter Chef D 30“ gibt, mit den Variationen „wunderbarer Chef, freundlicher Chef, verständnisvoller Chef“. Obwohl Lisa vermutlich diese Stirnstriche ohne große Überzeugung durchgeführt hatte, war das Ergebnis schon am ersten Tag so frappierend, dass sie an den folgenden Tagen diese Stirnstriche wieder durchgeführt hat.

Schon am ersten Tag war der Chef plötzlich zugänglich, nett, es gab kaum noch Kritik und das konstruktive Klima war so überzeugend, dass der Gedanke an einen Abbruch des Praktikums fallen gelassen wurde.

Was war passiert? Lisa hatte ein positives Feld geschaffen, auf das ihre Umgebung sofort reagiert hat. Es sieht so aus, als ob wir Felder schaffen können, indem wir den Stirnstrich verwenden, oder unsere Konzentrationskraft einsetzen, indem wir uns eine Situation vorstellen.
Da wir im energetischen Bereich immer im unsichtbaren Bereich arbeiten, weil Energien unsichtbar sind und auch wohl bleiben werden, wäre für einen Test, was wirklich passiert, der kinesiologische Armtest geeignet, aber auch der Tensortest oder das Auspendeln.

Zwei Kontrahenten vertragen sich plötzlich

Vor etwa zehn Jahren ergab sich 2015 die Situation, dass mir eine gute Freundin erzählte, dass bei bestimmten Treffen in einem der anhaltischen Ministerien zwei Wortführer aufeinandertreffen, die sich nicht mögen, und wo es bei den Treffen dann eher um einen Konkurrenzkampf geht, wer hat die bessern Argumente, als um die Frage, was dient dem Ganzen am meisten.

Es waren also im übertragenen Sinne Hahnenkämpfe, die hier ausgetragen wurden. Um die Ergebnisse dieser Treffen zu verbessern, versuchten wir es mit einem Experiment.

Ricarda stellte sich den Zwist dieser beiden Männer vor, die auch noch den gleichen Namen trugen. Innerlich knisterte es enorm. Das Bild, das sie von diesem Knistern ableiten konnte, war ein Stacheldrahtkranz, der gewissermaßen auf dem Tisch lag, an dem die beiden saßen und miteinander diskutierten.

Ricarda war in der Lage, sich eine Metamorphose dieses Stacheldrahtes vorzustellen. Sie verwandelte ihn in eine Art Adventskranz mit vier Kerzen drauf. Diese wurden auch entzündet, sodass ein warmes Licht entstand. In dieser Atmosphäre waren die Spannungen im Raum nicht mehr spürbar.

Dieses Bild „befestigten" wir in Raum und Zeit, sodass die Information auch nach unserer Sitzung erhalten blieb.

Die nächste Sitzung verlief überraschenderweise sehr harmonisch, und beide Kontrahenten bemühten sich um eine gute Lösung für beide Parteien. Ricarda meinte hierzu, das wäre die erste Sitzung gewesen, bei der beide Männer gut aufeinander zugehen konnten. Das hatte sie bis dahin nie erlebt.

Anscheinend war es hier gelungen, über eine mentale Vorstellung im Alphazustand ein Feld zu schaffen, in dem mehr Harmonie als früher möglich war.

Eine skurrile Vorstellung

Ich stelle mir vor, wann ich ärgerlich werde, zum Beispiel, wenn ein Hund mich anpinkelt. Normalerweise pinkeln sich Hunde allenfalls selbst an, wie ich einmal selbst beobachten konnte.

Immerhin gibt es bei uns die Redewendung, man pinkelt einem anderen ans Bein, wenn einer einen anderen kränkt oder despektierlich behandelt.

Wie ist meine konditionierte Reaktion? Ärger über den Hund, Ärger über die schlechte Erziehung von Herrchen oder Frauchen, das Fehlen der Leine, und der Ärger mit der verdorbenen Hose. Falls ich mich auf ein Leben ohne Ärger konditioniert haben würde, könnte ich aber auch völlig anders reagieren, zum Beispiel mit dem freudigen Ausruf: „Endlich feucht und warm."

Von selbst kommt man auf diese Idee natürlich nicht, weil wir auf Ärger konditioniert sind, aber eine Umkonditionierung würde uns den Ärger ersparen, wenn wir diesen mit Humor in eine andere Bewertung umwandeln.

Entmutigung

Wie können wir entmutigten Menschen wieder den Mut einflößen, den sie benötigen, um es mit dem Leben wieder aufnehmen zu können. Eine Frage, die keinesfalls leicht zu beantworten ist.
Genau genommen würde man drei Komponenten beachten: Die Vorgeschichte, wie es zu der Entmutigung gekommen ist, welche Erlebnisse waren wegweisend, dass der Mut verloren wurde und von einem stolzen Menschen nur noch ein hässliches Entlein übrig geblieben ist.
Zweitens würden wir in Betracht ziehen, welche Personen oder welche Gegebenheiten zur gegenwärtigen Entmutigung beitragen – ein kritischer Chef, eine Partnerschaft, in der es viele Vorwürfe und Schuldzuweisungen gibt, oder Kinder, die sich von den Eltern distanzieren. Schließlich würde man drittens die

Konstitution der betroffenen Person unter konstitutionellen Aspekten betrachten, um ggf. ein Konstitutionsmittel zu finden, das geeignet ist, den Selbstwert einer Person wieder zu stärken. Wir würden dann versuchen, die Ressourcen dieses Menschen aufzusuchen und zu sehen, ob er mit Hilfe seiner Fähigkeiten wieder zu einem guten Selbstwert zurückfinden kann.

Hinsichtlich der Vergangenheit mit Kränkungen und Traumata würde man an diese Mittel denken:

Trauma Komplex Z,
Ignatia D unendlich,
Selbstwert Komplex Z.

Bei schwierigen Umständen und Personen, die einen täglich herunterziehen, würde man die gleichen Mittel nehmen. Zusätzlich könnte man

„freundlicher Chef / Partner / Bruder / Kinder D 30“ geben.

Für die eigene Entwicklung eignen sich diese drei Mittel ebenfalls, da im Selbstwert Komplex Z auch Selbstfürsorge D 30, Selbstakzeptanz D 30 und Selbstliebe D 30 untergebracht ist.

Das wäre eine Art „bewährte Indikation“ für Entmutigung.

Falls wir bei einer Person die klare Linie vermissen, können wir diese durch das Mittel

Pulsatilla D 100 Mio.

stützen.

Da wir bei Entmutigung auch unter hinderlichen Glaubenssätzen leiden, wie zum Beispiel: „Ich bin wenig Wert, ich kann nichts erreichen, ich bin arm, mir gelingt einfach nicht das, was ich gerne erreichen möchte", „ich gebe auf". Diese Sätze werden ja häufig innerlich wiederholt und führen dann eher in eine Verfestigung des Glaubens, dass es nicht voran gehen kann.

Eine Möglichkeit, diese hinderlichen Glaubenssätze zu entkräften, besteht in dem Stirnstrich mit dem Mittel

<u>hinderliche Glaubenssätze D 1000</u>,

aber auch mit dem Beklopfen des Akupunkturpunktes Dünndarm 3 mit befreienden Glaubenssätzen, wie „ich bin ein wertvolles Mitglied der Gesellschaft" und Ähnliches.

Schließlich tut ein Mittel immer sehr gut:

<u>Energiefeld D 30</u>.

Mit diesem kraftvollen Mittel als Stirnstrich hatten wir unsere letzte Modulsitzung beendet, und hier könnte sich jeder Leser auch dieses Mittel einstreichen.

Nachwort

Dieses Buch entstand durch die Aufforderung von Herrn Mathias Berner und seiner Frau Doris, einige Module für ein Webinar zum Thema, „bessere Lebensqualität" zu generieren. Ein Universalthema, alle Religionen, alle philosophischen Schulen, alle Künste und alle normalen Menschen mit einem gewissen Maß an Unzufriedenheit mit der Unvollkommenheit unseres Lebens haben sich mit diesem Thema beschäftigt – wie könnte es noch besser gehen?
Zu dem Thema liegen also tausende von Schriften vor, aus allen Sparten der Wissenschaft und Belletristik.
Da es aber keine einheitliche Antwort auf diese Frage gibt, ist es naheliegend, dass sich jeder über diese Thematik Gedanken macht.
Mathias hat sich dankenswerterweise ebenfalls Gedanken gemacht und mich gebeten, zu dem Thema Anregungen und eigene Erfahrungen beizusteuern.
So entstand bei mir die Idee, einen Begleittext für die Webinare zu entwerfen, unter anderem, um eine eigene Gedankensammlung zu erstellen, damit ich bei den Modulen genügend Stoff habe, auf den ich zurückgreifen kann.

So kam ich also von der Gedankensammlung zu den Modulen, von den Modulen zu verschiedenen Themen und die Themen werden dann in wenigen Tagen, im Januar 2024, in Interviews mit Mathias und Doris in Sprache und Präsentation umgesetzt, sodass meine geschätzten Zuhörer und Leser anregenden Stoff haben, über die drängendsten Probleme nachzudenken und über den Text oder die Literaturhinweise für sich selbst weitere Lösungen von Problemen zu finden.

Bei dieser Tätigkeit, die ich für wertvoll, wichtig, sinnhaft und essenziell halte, wünsche ich viel Erfolg! Mögen die Beispiele und Fragestellungen zum Nachdenken anregen!

In diesem Sinne wünsche ich allen Lesern und Webinarteilnehmern, eine gute Lösung für scheinbar unlösbare Probleme.

Heinrich Zeeden
Lübeck, den 06.01.2024

Literaturverzeichnis

Altes Testament, Hiob
Borchert, Draußen vor der Tür
Braiden, Greg, intelligente Zellen
Brecht, Berthold, der gute Mensch von Sezuan
Celan, Paul, die Todesfuge
Chinesische Staatsweisheit, Insel Verlag
Dahlke, Rüdiger, die Liste vor der Kiste
Eybl, Björn, die seelischen Ursachen der Krankheiten
Friedrich der Große, Anekdoten
Goethe, Johann Wolfgang von, Faust, erster Teil
Grimms Märchen, Schneewittchen, König Drosselbart, Hänsel und Gretel, Hans im Glück
Hamer, Geert, neue germanische Medizin
Herodot, Historien
Homer, Odyssee
Lao Tse, Tao Te King
Mann, Thomas, Hochstapler Felix Krüll
Mendel, Gregor, Gesetze der Vererbung
Orwell, George, 1984
Pfarrer Kneipp: So sollt Ihr leben!
Puschkin, Eugen Onegin
Rabindranath Tagore (1861-1941), Erzählungen
Schiller, Friedrich, der Ring des Polykrates
Surya Das, tibetische Weisheitsgeschichten
Thomä, Dieter, puer robustus
Watson und Crick, DNS – Modell
Zeeden, Heinrich, Alphatechniken in der Praxis
Zeeden, Heinrich, Anekdoten
Zeeden, Heinrich, EMDR

Technische Daten, Zugang zu den Einzelmitteln und den Komplexmitteln

für Deutschland:	Burgapotheke Frankfurter Str. 7, 61462 Königstein Inhaber: Uwe Rose Telefon 06174 - 9929500 c.voss@apotheke-koenigstein.de
	Apotheke am Mainzerhofplatz Mainzerhofplatz 14, 99084 Erfurt Inhaberin: Jana Kanan Telefon 0361 – 64 31 836 apo.mainzerhofplatz14@gmx.de
für Österreich:	RA – Essenzen Baumgarten 20, A – 4209 Engerwitzdorf Österreich Inhaberin: Annette Rabeder Telefon 0043 – (0)732 24 44 12 office@ra-essenzen.at www.ra-essenzen.at
für die Schweiz:	Maria Zemp Gütsch 12, CH – 6139 Willisau Schweiz 0041 – (0)79 – 422 03 79 mzemp@abix.ch

Informationen zu den Komplexmitteln:

Dr. med. Heinrich Zeeden
Poelring 26, 23560 Lübeck
Heinrich.Zeeden@gmx.de

Lieferbare Skripte

Bestellung beim Autor, Heinrich.Zeeden@gmx.de
und bei Annette Rabeder, office@ra-essenzen.at.
Die in Klammern gesetzten Zahlen bedeuten den Preis in Euro.

Alpha Kurs (10)
Alphatechniken, Einführung ins Thema (10) 2105
Alphatechniken in der homöopathischen Sprechstunde (10) 2021
Ausleitung (10)

Edelsteine in der Homöopathie (20)
Einstieg in die Homöo – Kinesiologie (10) 2015
EMDR (10)
Erklärungen zur Homöo – Kinesiologie (10)

Hausapotheke nach Dr. Zeeden (10)
Haut in der Homöopathie (05)
Die Homöo – Kinesiologie (20)
Die Homöo – Symptomologie (10) 2016

Kinesiologie, Einführungskurs (10)
Kinesiologie, diagnostisches und therapeutisches Werkzeug
Kinesiologische Mudratestung (Systematik) (20)
Kompendium der Komplexmittel (10) 2016
Krebsbehandlung in der Homöopathie – die Banerji Protokolle (10) 2018

Lieblingsfarbe und Schrift nach Dr. H. V. Müller (20)

Neue Mittel in der Homöopathie (30) 2015
Neuraltherapie (05)

Planeten und Sternzeichen in der Homöopathie (10)

Die Sehgal Methode (20)
Sucht aus homöopathischer Sicht (10)

Ultima Ratio (10)

Radionische Hausapotheke nach Dr. Zeeden,
eine Auswahl von 60 Mitteln
mit einer dazu passenden Filztasche = 510 Euro.

Radionische Komplexmittelapotheke nach Dr. Zeeden,
mit 115 Komplexen Z
mit zwei dazu passenden Filztaschen = 990 Euro.

Anekdoten im Spannungsfeld von Homöopathie und Lebensweisheit

sind kleine Geschichten, Erlebnisse, Erzählungen und Zitate aus anderen Bereichen (Tibet, Zen), die in den Büchern Abenteuer Homöopathie in aller Regel nicht in dieser persönlichen Ausformung Platz finden.
Das Buch gibt für den Therapeuten Inspiration, für den Patienten Hoffnung und für den Leser mag die Lektüre teilweise humorvolle Unterhaltung geben.
EUR 14,95 - ISBN 978-3-933036-30-8 - 108 Seiten

Abenteuer Homöopathie Band 5

Dr. Heinrich Zeeden stellt auch hier wieder interessante und ungewöhnliche Fälle aus seiner Praxis vor, mit verschiedenen Themen, einschließlich Elektrosensitivität, Besetzungen, Enttraumatisierungen, Shedding, genetisch bedingten Erkrankungen, geopathischen Störfeldern, Therapieresistenz durch linksdrehende Störfelder, Borrelien- infektionen, Lymphödemen und psychosomatischen Erkrankungen.
EUR 25,00 - ISBN 978-3-933036-31-5 - 236 Seiten

Alleinstellungsmerkmale

Heinrich Zeeden beschäftigt sich schon seit über 20 Jahren mit der Frage, wie entstehen Krankheiten.
Diese Besonderheiten, die sich im Rahmen der Arbeit mit Homöo – Kinesiologie gefunden haben, werden hier als Alleinstellungsmerkmale zusammengefasst. Sie geben einen sehr schönen Überblick auf die Möglichkeiten, die sich im Rahmen der Homöo – Kinesiologie auftun.
EUR 20,00 - ISBN 978-3-933036-32-2 - 130 Seiten

Enttraumatisieren mit Homöopathie, Kinesiologie und EMDR nach Shapiro

In diesem Buch wird genau beschrieben, wie eine enttraumatisierende Sitzung durchgeführt wird. Die Quellen hierzu sind in Form von Vortragsnachzeichnungen ersichtlich. Es wird auch genau beschrieben, welche Augenbewegungen die Patienten machen, während sie die Augen waagrecht hin und her bewegen. Zwischendurch gibt es auch phänomenale Verbesserungen der Lebensqualität durch diese einfache Methode.
EUR 25,00 - ISBN 978-3-933036-33-9 - 280 Seiten

Bewährte Indikationen in der Homöopathie

In diesem Buch befinden sich, alphabetisch geordnet, 55 Mittel, die so starke Leitsymptome haben, dass man sie so gut wie immer und ohne Rücksicht auf die Konstitution verwenden kann. Kennt man diese Mittel und ihre Fähigkeiten, kann man sich in vielen unkomplizierten Fällen gut behelfen. So kann man die Blutarmut bei Vitamin B 12 Mangel mit Intrinsic Faktor D 30 sehr schnell beheben, auch dann, wenn die Substitutionstherapie mit Vitamin B 12 Injektionen nicht lange vorgehalten hat.
EUR 20,00 - ISBN 978-3-933036-34-6 - 196 Seiten

Bücher von Heinrich Zeeden

Bestellung bei db-Buchshop.de
Abenteuer Homöopathie Band 1 (19,90),
Abenteuer Homöopathie Band 2 (25,95)
Abenteuer Homöopathie Band 3 (19,90) – Bestellung Info@BoD
Abenteuer Homöopathie Band 4 (19,90) – Bestellung info@BoD
Systematik der Homöo – Kinesiologie (16,90)
Repertorium der Homöo – Kinesiologie (24,95)
Alphatechniken in der Praxis (24,95)
Erlebnisse auf dem Jakobsweg (24,95)

2023 erschienen:

Anekdoten im Spannungsfeld von Homöopathie
und Lebensweisheit (15)

Abenteuer Homöopathie, Band 5 (25)

Alleinstellungsmerkmale in der Homöo – Kinesiologie (20)

Enttraumatisieren mit Homöopathie, Kinesiologie
und EMDR (25)

Bewährte Indikationen in der Homöopathie (20)

Bestellung bei ctv-Verlag, info@ctv-Verlag.de

Lieferbare DVDs zu den Kursen

Bestellung beim Autor, Heinrich.Zeeden@gmx.de
und bei Annette Rabeder, office@ra-essenzen.at.

DVDs, die von Kursen aus dem Jahr 2010 erstellt wurden.
DVD – Herstellung: Sebastian Hirsch,
DVD – Vertrieb: Heinrich Zeeden und Annette Rabeder.

Die in Klammern gesetzten Zahlen sind die Preise.

Alpha (01) (35 Euro)
Alpha (02) (35 Euro)
EMDR (35 Euro)
Homöo – Kinesiologie (45 Euro)

Kinesiologie (35 Euro)
Neue Mittel in der Homöopathie (35 Euro)
Sehgal Methode (35 Euro)
Sternzeichen und Planeten (35 Euro)

Lieferbare Musik – CDs

komponiert von Heinrich Zeeden
Klavierstücke im klassischen Stil
Pianisten: Johan Lee, Korea und
Oliver Bunnenberg, Deutschland

2 Sonaten in C – Dur und F – Dur, Bachvariationen, acht kleine Stücke.
2 CDs in einer Kassette (20)

28 Variationen über ein Totentanzlied, 2016
1 CD in einer Kassette (10)

14 Variationen über ein eigenes Thema, Intermezzo
1 CD in einer Kassette (10)

18 Bagatellen,
1 CD in einer Kassette, Spielzeit 62 Minuten (10).

Kammermusik von Heinrich Zeeden
2 Sonatinen für Flöte und Klavier,
Andantino für Flöte und Klavier,
Klaviertrio,
Kinderflötensonate
1 CD, Spieldauer 55 Minuten, (10)

Lebenslauf von Dr. Heinrich Zeeden in Stichworten

1970 – 1976	Studium der Medizin in Tübingen, Saarbrücken, Wien und Lübeck
1977 – 1979	Assistenzzeit in Chirurgie, Innerer Medizin, Tropenmedizin, Gynäkologie und Geburtshilfe für einen Einsatz in Tansania
1980 – 1981	Distrikthospital in Nzega, Tansania,
1981 – 1982	Missionshospital in Ndanda, Tansania
1982 – 1985	Dinslaken, Weiterbildung Innere Medizin,
1985	Praxisassistent, Landpraxis in Bosau / Plöner See
1985 – 1987	St. Andreasberg / Harz, Weiterbildung Innere Medizin, Schwerpunkt Magen – Darm / Gastroenterologie
1987 – 1990	Rheumaklinik Bad Bramstedt

Diplomabschlüsse in Neuraltherapie, Akupunktur und Naturheilkunde.

Leitende Funktionen:

1991 – 1996	Klinik Benediktusquelle, Ortenberg – Selters, Chefarzt des ärztlichen Dienstes der LVA (DRV) Hessen
1997 – 1998	Klinik Sonnenblick, Marburg, Oberarzt Innere Medizin
1998 – 2010	Kinzigtalklinik, Bad Soden – Salmünster, Chefarzt der internistischen Abteilung LVA (DRV) Hessen

Kursreferent für Neuraltherapie, Akupunktur, Homöopathie, Kinesiologie, EMDR, mentale Techniken und Homöo – Kinesiologie

2011 – 2023	private Praxis in Lübeck,
2023	Schließung der Privatpraxis,
2023	Eröffnung einer Praxis für Lebensberatung

Anleitung: Stirnstrich

Der Stirnstrich dient dazu, die heilende Information in das System des Patienten zu übertragen. Über das sogenannte dritte Auge an der Stirn kommen diese Informationen sehr gut ins System und wirken dort wie bei der Einnahme von Globuli, die diese Information tragen. Dies ist eine effektive Methode, um mit Informationen zu heilen, ohne etwas einnehmen zu müssen. Genau genommen handelt es sich hier um eine schamanische Handlung.

Stirnstriche kann man von anderen erhalten oder sich selbst geben. Man kann eine große Anzahl von Stirnstrichen direkt hintereinander geben, ohne Verwirrung zu stiften. Man kann diese Stirnstriche auch mehrfach am Tag wiederholen.

Beim Stirnstich streicht man mit dem Daumen der Händigkeitsseite, beim Rechtshänder mit dem rechten, beim Linkshänder mit dem linken Daumen zweimal von der Nasenwurzel über die Stirn zum Haaransatz hoch. Beim ersten Mal sind die Augen geöffnet, beim zweiten Mal geschlossen. Dabei spricht man das Mittel aus, was gegeben werden soll und ergänzt es um den Zusatz: „geht in der optimalen Dosierung hinein".
Augen öffnen:
„[Mittel] geht in der optimalen Dosierung hinein."
Augen schließen:
„[Mittel] geht in der optimalen Dosierung hinein."

Haben wir vor, mehrere Mittel einzustreichen, geben wir zu Beginn eine Art Summenformel ein:
Alle Mittel, die ich gerade gefunden habe, gehen in der optimalen Dosierung hinein.
Das streichen wir dann zwei Mal hintereinander ein, einmal mit offenen, einmal mit geschlossenen Augen.
Alle Mittel, die wir anschließend geben wollen, können mit geschlossenen Augen gegeben werden.
Haben wir eine Liste mit den Mitteln vor uns, öffnen wir immer zwischen zwei Stirnstrichen die Augen, lesen das nächste Mittel ab, schließen die Augen und streichen uns das nächste Mittel ein.

Beispiel mit Arnica D 30

Augen öffnen:
„Arnica D 30 geht in der optimalen Dosierung hinein."

Augen schließen:
„Arnica D 30 geht in der optimalen Dosierung hinein."

So hat man statt Globuli die eigenen Hände genutzt, um zu heilen.
Wenn man ein Mittel wieder aus dem System entfernen möchte, weil es zum Beispiel eine zu starke Erstreaktion ausgelöst hat, kann man dieses wieder herausstreichen. Man streicht dabei vom Haaransatz runter zur Nasenwurzel.
Augen öffnen:
„[Mittel] geht in der optimalen Dosierung hinaus."
Augen schließen:
„[Mittel] geht in der optimalen Dosierung hinaus."

Stirnstrich, wenn mehrere Mittel direkt hintereinander gegeben werden:
Augen öffnen:
„Alle Mittel gehen in der optimalen Dosierung hinein."
Augen schließen:
„Alle Mittel gehen in der optimalen Dosierung hinein."
Dann nur noch:
Augen geschlossen: „[Mittel 1]"
Augen geschlossen: „[Mittel 2]"
Augen geschlossen: „[Mittel 3]"

Bis alle Mittel eingestrichen sind.

Diese Anleitung wurde der Webseite „homoeopathie-wolff-luebeck.de" von Dr. Deborah Wolff mit freundlicher Genehmigung entliehen.

Danksagung

An dieser Stelle möchte ich allen meinen Patienten danken, die ich behandeln durfte, und mit deren Hilfe ich neue Erkenntnisse und Erfahrungen sammeln durfte.

Danke an Christian Bormann, mit dem ich immer wieder einen interessanten Gedankenaustausch hatte, sodass wir viele Standpunkte diskutieren konnten. Ihm habe ich auch eine Zeichnung zu verdanken, die die Lebensqualität reflektieren soll. Ich habe diese Zeichnung „das wachsame Auge“ genannt.

Danke an meine Kollegin Frau Sigrun Burggraef, die mir bei allen Korrekturen hilfreich zur Seite gestanden ist. Viele Anregungen gehen auf Gespräche mit Sigrun zurück.

Ein riesengroßer Dank an Mathias und Doris Berner, die mir Anstoß und Mut gegeben haben, mich auf die Webinare vorzubereiten. Nur hierdurch konnte diese Form der Gedankensammlung zunächst in Modulform, hier in Form von Kapiteln entstehen. Wie immer entsteht bei mir alles mit Begeisterung.

Ein herzliches Danke an Carsten Tomkewicz den Chef des CTV Verlag in Lübeck, der mich wieder exzellent betreut hat. Alles wurde in schneller, sicherer und formvollendeter Weise „durchgezogen“.

Heinrich Zeeden,
Lübeck, den 06.01.2024